Travaux du Laboratoire de Médecine expérimentale et comparée
DE L'UNIVERSITÉ DE LYON

Dr L. JULLIEN

RECHERCHES EXPÉRIMENTALES
SUR
L'AGGLUTINATION du Bacille de Nicolaïer
PAR LE
Sang des Animaux normaux et tétaniques
ET PAR LE
SÉRUM ANTITÉTANIQUE

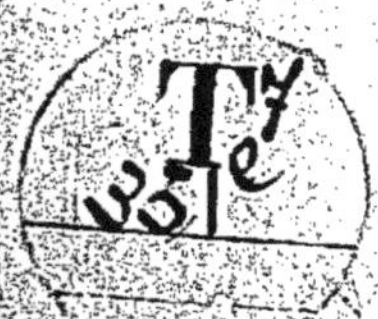

RECHERCHES EXPÉRIMENTALES

SUR

L'AGGLUTINATION du BACILLE de NICOLAÏER

PAR LE

Sang des animaux normaux et tétaniques

ET PAR LE

SÉRUM ANTITÉTANIQUE

Travaux du Laboratoire de Médecine expérimentale et comparée
DE L'UNIVERSITÉ DE LYON

Dr L. JULLIEN
Élève de l'École du Service de Santé Militaire

RECHERCHES EXPÉRIMENTALES

SUR

L'AGGLUTINATION
du Bacille de Nicolaïer

PAR LE

Sang des Animaux normaux et tétaniques

ET PAR LE

SÉRUM ANTITÉTANIQUE

LYON
IMPRIMERIE PAUL LEGENDRE & Cie
Ancienne Maison A. WALTENER
14, rue Bellecordière, 14

1898

INTRODUCTION

Dès le début de nos études médicales nous avons été attiré par la médecine expérimentale et les recherches bactériologiques ; aussi avons-nous été heureux d'être admis dans le laboratoire de M. le professeur Arloing, où nous avons trouvé des maîtres dévoués qui ont bien voulu nous guider dans ces études et nous faciliter nos recherches.

Quand nous avons dû choisir un sujet de thèse, M. le professeur agrégé J. Courmont nous a proposé d'étudier sous sa direction l'agglutination du bacille tétanique ; nous avons été encouragé dans ce sens à la fois par les études si originales et si approfondies de M. J. Courmont sur le tétanos, et par les travaux récents de MM. le professeur Arloing et P. Courmont sur l'agglutination du bacille tuberculeux et de M. le docteur Nicolas sur le pouvoir agglutinant du sérum antidiphtérique. Nous avons donc essayé d'apporter, nous aussi, quelques éléments à l'intéressante question de l'agglutination et de ses relations avec l'infection, la défense et l'immunisation de l'organisme.

Ce sont ces études qui constituent l'ensemble des pages qui suivent. Que ceux qui, jusqu'à ce jour, nous ont porté de l'intérêt et témoigné de l'affection veuillent bien en accepter la dédicace comme gage de notre profonde reconnaissance. Ce sont de modestes recherches dont le seul mérite est d'avoir été faites le plus minutieusement possible et avec l'unique souci d'arriver à des résultats expérimentaux débarrassés de toute cause d'erreur. Avons-nous atteint ce but ? Certes, nous ne nous permettrions pas une pareille affirmation, si nos recherches étaient absolument personnelles, mais tous les examens que nous rapportons ont été faits, non seulement par nous-même, mais encore par M. le professeur Courmont, dont le contrôle autorisé est une garantie certaine en notre faveur.

Aussi sommes-nous heureux de rendre ici hommage à sa haute valeur scientifique, en le remerciant d'avoir bien voulu nous traiter en ami pendant les instants trop courts où nous avons travaillé sous sa direction.

M. le professeur Arloing a bien voulu nous accepter dans son laboratoire et s'intéresser, à diverses reprises, à nos études ; nous lui témoignons toute notre gratitude pour l'honneur qu'il nous a fait alors, et aujourd'hui encore en acceptant la présidence de cette thèse.

Que M. le professeur Laroyenne soit assuré de toute notre reconnaissance pour la bienveillance qu'il nous a témoignée et pour les services qu'il nous a rendus au nom de l'amitié qui l'unit à notre famille.

Nos remercîments s'adressent aussi à nos maîtres de l'hôpital militaire qui nous ont si bien facilité les débuts de la clinique, ainsi qu'à MM. les docteurs P. Courmont et J. Nicolas dont la bienveillance à notre égard ne s'est jamais démentie.

Merci enfin à nos camarades d'école et de laboratoire, pour les relations amicales que nous avons eues ensemble et dont nous garderons le meilleur souvenir.

Dr L. J.

RECHERCHES EXPÉRIMENTALES

SUR

L'Agglutination du Bacille de Nicolaïer

PAR LE SANG DES ANIMAUX NORMAUX ET TÉTANIQUES ET PAR LE SÉRUM ANTITÉTANIQUE

Travail du Laboratoire de M. le Professeur Arloing

CHAPITRE PREMIER

Idées directrices des Recherches.

Historique.

Méthode expérimentale employée.

A l'origine, ce travail n'avait d'autre but que de rechercher un moyen pratique de faire le diagnostic aussi hâtif que possible du tétanos. — Tout le monde, en effet, est d'accord aujourd'hui pour nier l'efficacité du sérum antitétanique injecté sous la peau, après l'apparition des contractures. Son action préventive, lorsque l'injection est faite au début de la période d'incubation, est, au contraire, définitivement démontrée. En l'absence d'un signe quelconque permettant de diagnostiquer le tétanos à cette période, on est obligé d'injecter préventivement tous les blessés dont la plaie est suspecte.

L'injection intracérébrale, au moyen de laquelle Roux et Borel ont pu arrêter le tétanos confirmé du cobaye, demande, elle-même, ainsi que le démontrent les cas humains mortels malgré ce traitement, à être pratiquée aussi rapidement que possible. Elle serait peut-être même sûrement efficace, si on la pratiquait à la dernière période de l'incubation, époque déjà trop tardive pour l'action bienfaisante des injections sous-cutanées de sérum.

Bref, il serait du plus haut intérêt de pouvoir reconnaître chez un blessé l'imminence du tétanos. Seule la bactériologie pouvait donner ce moyen. Sabrazès et Rivière, dans un travail sur lequel nous reviendrons, avaient annoncé que le sang des tétaniques agglutine le bacille de Nicolaïer. Ce sérodiagnostic du tétanos n'avait pas grand intérêt puisqu'il ne faisait que confirmer le diagnostic clinique si évident. Il n'en serait plus de même si la réaction agglutinante apparaissait avant les contractures, pendant la période d'incubation. C'est ce que nous nous proposions de rechercher. Notre but était, en somme, de savoir si, au moment où l'injection sous-cutanée de sérum antitétanique peut encore préserver du tétanos, l'agglutination du bacille de Nicolaïer est déjà possible avec le sang. Pour cela nous avons tenté l'agglutination du bacille de Nicolaïer avec le sang complet ou le sérum de l'homme et de la plupart des animaux sensibles au tétanos, soit normaux, soit tétaniques, soit en incubation de tétanos.

Ces recherches nous ayant donné des résultats

négatifs, nous avons étudié l'agglutination du bacille par le sérum des animaux immunisés.

Enfin, nous avons recherché la présence de la substance agglutinante dans le sang d'animaux neufs, ayant reçu des injections de sérum antitétanique.

Nous avons, en somme, fait une étude comparative de l'agglutination du bacille de Nicolaïer par le sang d'animaux normaux, tétaniques ou immunisés.

Rappelons que, tandis que, pour beaucoup de maladies, dont la fièvre typhoïde est le type, la réaction agglutinante est également possible avec le sang des malades pendant l'infection (séro-diagnostic de Widal) ; pour la diphtérie, au contraire, ainsi que Nicolas l'a montré, l'agglutination est possible avec le sérum des immunisés, mais ne s'obtient pas avec le sang des malades. Dans ce second groupe, le séro-diagnostic de l'infection est naturellement impossible.

La question de l'agglutination du bacille de Nicolaïer est à peu près vierge de recherches. Signalons seulement quelques phrases d'un mémoire de Bordet (1), paru en 1896, sur le mode d'action des sérums préventifs. « Si l'on examine les amas for-
« més par le bacille tétanique, sous l'action du
« sérum antitoxique de cheval (bacille susceptible
« de présenter au plus haut degré le phénomène de
« l'agglomération), on constate que les microbes,
« bien que réunis en îlots, n'adhèrent pas fort inti-

(1) J. Bordet. — Sur le mode d'action des sérums préventifs. *Annales Pasteur*, avril 1896.

« mément les uns aux autres...... Les prépara-
« tions de tétanos aggloméré rappellent l'aspect de
« paquets d'épingles qu'on aurait laissé tomber par
« groupes, assez négligemment, sur une table. Les
« bâtonnets, rigides et nettement définis, s'entrecroi-
« sent suivant tous les angles, sans adhérer par des
« contacts intimes, et en laissant entre eux des inter-
« valles souvent assez larges. L'aspect des bacilles
« est absolument normal, même après un long
« séjour dans le sérum (p. 206). » Plus loin, le même auteur fait remarquer que le sérum de cheval neuf peut agglutiner une série de microbes, dont celui du tétanos (p. 211). En somme, J. Bordet a vu, sans y insister autrement et sans donner le chiffre des doses employées, que le sérum de cheval normal ou immunisé contre le tétanos peut agglutiner le bacille de Nicolaïer.

En 1897, Sabrazès et Rivière (1) affirment que
« le sérum normal de l'homme et du chien, le sérum
« antidiphtérique et le sérum antistreptococcique
« ne jouissent pas de propriétés agglutinantes vis-
« à-vis des bacilles tétaniques qui sont, par contre,
« agglutinés par le sérum de l'homme et des ani-
« maux en puissance de tétanos et par le sérum
« antitoxique des animaux immunisés. Le liquide
« céphalo-rachidien du chien tétanique agglutine
« aussi, mais plus faiblement ». Pour arriver à ces

(1) Sabrazès et Rivière. — *Réaction agglutinante du sérum de l'homme et de l'animal tétanique sur le bacille de Nicolaïer.* Soc. de Biologie, 26 juin 1897.

conclusions Sabrazès et Rivière ont employé des cultures dans le vide, de 24 heures à 3 jours ; ces cultures étaient additionnées de 1/10 à 1/20 de sang ou sérum. L'examen était pratiqué de une à huit heures après le mélange. Par cette méthode, ils ont vu les sérums normaux de l'homme et du chien, les sérums antidiphtérique et antistreptococcique ne pas agglutiner. Le sang d'un homme tétanique, mélangé en proportions indéterminées à du bouillon ensemencé de bacilles tétaniques et déposé dans l'étuve après que le vide eût été fait dans le récipient, aurait produit une culture pulvérulente, avec amas énormes, au bout de 24 heures. On remarquera que ce procédé est différent de celui employé pour essayer les sérums normaux. Il est vrai que les auteurs ajoutent : « Sur une culture de 24 heures, la « réaction agglutinante se produit au bout de quel« ques minutes quand on ajoute une trace de sérum « à quelques gouttes de culture. »

Sabrazès et Rivière notent l'agglutination de 10 gouttes de culture auxquelles on ajoute une goutte de sérum antitétanique de l'Institut Pasteur.

Un chien rendu tétanique après incubation de six jours de 2 cent. cubes d'une culture pure de bacille de Nicolaïer a fourni un sérum qui, « ajouté à du bouillon de culture tétanique récente, dans la proportion de 1/10 et de 1/20, a provoqué très rapidement, sous le microscope, l'apparition d'agglutinats caractéristiques ». En quelques heures, ces mélanges de culture tétanique de 24 heures et de sérum tétanique, laissés *in vitro* dans des tubes non privés d'air, ont été agglutinés.

Bensaude, dans sa thèse sur le séro-diagnostic (1) consacre un chapitre au tétanos. Il confirme, avec la collaboration d'Achard, le fait, vu par Bordet, que le sérum normal de cheval agglutine le bacille de Nicolaïer. « Avec le sérum d'un cheval atteint de « tétanos depuis quatre jours, la réaction était instan-« tanée et beaucoup plus marquée qu'avec le sérum « normal dans une dilution à 1/20. » Chez l'homme, Bensaude a recherché le phénomène de l'agglutination dans quatre cas, et toujours avec des résultats négatifs. Les prises de sang avaient été faites aux 8e, 10e et 20e jour de la maladie et au 21e jour de la convalescence. Tous les malades, sauf celui dont le sang a été puisé le 20e jour, avaient auparavant été traités par des injections de sérum antitétanique. Le procédé employé a toujours été la dilution du sérum avec des cultures fraîches de tétanos sur bouillon glycosé à 2 %, dans la proportion de 1/5 et 1/10.

Bensaude cite trois cas, communiqués par Weinberg, où le sang tétanique, recueilli à l'autopsie, n'a pas agglutiné le bacille de Nicolaïer à 1/5 et à 1/10.

Bensaude et Weinberg sont donc en contradiction formelle avec Sabrazès et Rivière puisqu'ils ont échoué sept fois sur sept dans la recherche de l'agglutination par le sang de l'homme tétanique.

Tels sont les seuls travaux dont nous ayons eu

(1) R. Bensaude. — *Le phénomène de l'agglutination des microbes et ses applications à la pathologie.* Thèse Paris, 1897.

connaissance concernant l'agglutination du bacille de Nicolaïer.

Nous avons utilisé, pour nos recherches, les deux principales méthodes recommandées pour la recherche de l'agglutination : *le mélange* in vitro *de la culture faite* et *la culture végétant en présence du sérum*. En raison de la longueur des manipulations nécessitées par la nature anaérobie du bacille de Nicolaïer, nous nous sommes surtout adressé à la première méthode, mais nous avons continuellement contrôlé nos résultats par la seconde. Cette dernière est, d'ailleurs, plus sensible, ainsi qu'on le verra. Tel sérum qui n'agglutine pas la culture faite, peut être agglutinant ajouté au bouillon de culture avant la végétation ; un sérum agglutinant dans les deux cas est, en général, plus actif si on l'éprouve par la culture en présence. Nous le répétons, la majorité de nos expériences ont été faites avec le premier procédé, plus commode, mais tous nos résultats ont été contrôlés par le second.

Nous nous sommes, d'ailleurs, aperçu, après de nombreux essais, que le procédé de la culture en présence, pour être plus sensible, *n'est pas préférable*, car ses effets sont beaucoup plus *variables*, même lorsqu'on utilise de fortes doses. Le même sérum ne donne pas toujours des résultats identiques additionné au bouillon avant la végétation; il n'en est pas de même de son action sur la culture faite qui est très constante. — *Le premier procédé est donc, à tout prendre, plus recommandable que le second qui doit surtout être employé comme contrôle.*

Pour essayer l'agglutination de la culture déjà faite, nous avons mis dans des tubes étroits de six à sept mill. de diamètre quelques gouttes d'une culture complète avec une quantité donnée de sang ou de sérum. Après un mélange très complet obtenu au moyen d'agitation, les tubes étaient laissés au repos et examinés fréquemment à l'œil et au microscope. Chaque expérience possédait naturellement un tube témoin contenant la culture seule.

Pour rechercher l'agglutination des cultures végétant en présence du sérum, nous avons fait le mélange du bouillon ensemencé et du sérum dans des tubes ordinaires. Le liquide était puisé dans des pipettes à boule et le vide était fait dans celles-ci, placées ensuite à l'étuve à + 38° L'examen était fait 24 heures ou 36 heures plus tard.

L'examen microscopique a été fait sur une goutte fraîche non fixée, non colorée, simplement écrasée entre la lame et la lamelle. Il est préférable de se servir d'un objectif sec; un grossissement de 500 à 600 diamètres est largement suffisant. Nous avons également fait quelques préparations sèches et colorées; mais l'examen courant doit être fait sur des préparations fraîches, non colorées, montrant les bacilles mobiles et dans leurs rapports naturels.

Deux échantillons de bacille tétanique, produisant tous deux une toxine très active, ont été employés. L'un que nous appellerons *bacille L* est celui utilisé depuis six ans au laboratoire de Lyon. L'autre, que nous appellerons *bacille N*, nous a été obligemment envoyé par le professeur Nocard, en 1897. Ces deux échantillons sont d'ailleurs absolument semblables.

Pour avoir plus facilement des cultures en abondance, nous avons d'abord essayé les différentes méthodes de culture des anaérobies qui utilisent l'absorption de l'oxygène par certaines substances. Le plus commode de ces procédés est celui de H. Büchner (1). Le tube contenant la culture est placé dans un tube plus grand contenant du pyrogallate de potasse et fermé hermétiquement par un bouchon de caoutchouc. Le tout est mis à l'étuve. Nous avons employé des cultures faites par ce procédé, mais nous sommes bien vite revenu aux cultures dans le vide. Pour chaque examen nous ouvrions une pipette à boule contenant la culture.

Presque constamment le milieu où a végété le microbe était du bouillon de veau (quelquefois de bœuf) salé à 10 ‰ et peptoné à 20 ‰. Exceptionnellement, pour le premier procédé, nous avons utilisé des cultures en bouillon gélatiné à 1 0/0. Les résultats ont paru identiques dans les deux cas.

L'âge de la culture employée dans le premier procédé a été assez variable : de 24 heures à 25 jours. Il ne semble pas que l'âge modifie sensiblement la propriété de se laisser agglutiner. Peut-être cependant, la culture très jeune, non encore sporulée, est-elle plus agglutinable. Les cultures un peu anciennes

(1) Voir la description de ce procédé dans le *Précis de Bactériologie* de J. Courmont, p. 163.

peuvent très bien être utilisées à condition d'avoir un tube témoin soigneusement examiné, car il peut exister quelques petits amas spontanés. Nous conseillons, autant que possible, l'emploi de cultures de 5 à 7 jours qui sont déjà composées de bacilles sporulés et parfaitement isolés. La présence des spores rend beaucoup plus facile l'examen microscopique.

Abandonnée à elle-même, à l'air, dans un tube, la culture ne se dépose que très lentement, sans se clarifier, sans agglutiner. Les tubes témoins sont aussi typiques après 48 heures qu'au début de l'expérience.

Tels sont les principes généraux de notre méthode expérimentale.

Un résumé des résultats obtenus a déjà été communiqué par M. J. Courmont au Congrès de Nantes (août 1898) et à la Société de Biologie (3 décembre 1898). On consultera également notre mémoire des Archives de Médecine expérimentale (janvier 1899).

CHAPITRE II

Essai d'agglutination du bacille de Nicolaïer par le Sang ou le Sérum d'animaux normaux.

Il était absolument indispensable d'essayer, avec le plus grand soin et par les deux procédés, l'agglutination des cultures de bacille de Nicolaïer avec le sang ou le sérum de tous les animaux utilisés dans les chapitres suivants comme types de tétaniques ou d'immunisants :

1° Nous avons expérimenté avec du *sang humain* puisé par piqûre au bout du doigt ou (notamment pour les cultures en présence) dans une veine du coude.

Ce sang provenait d'un homme sain, d'un typhique en pleine période fébrile et d'un malade atteint d'hémorrhagie cérébrale.

Nous avons aussi essayé des sérosités pathologiques provenant de deux hydrothorax : un cardiaque et un brightique.

En tout : sang ou sérosités de cinq individus.

A. — *Action sur la culture faite.*

Expérience 1. — 29 *juin* 1898. — *Sang d'homme sain.* — Culture de bacille L, du 22 juin, dans le vide, composée de microbes tous sporulés et bien isolés. Expérience parallèle aux expériences 27, 31, 33, 35, 49 et 50.

Trois tubes : A = témoin, B = 1/5, C = 1/25.

Des examens successifs faits jusqu'à la 18e heure n'ont montré aucune agglutination.

En somme : *résultat négatif.*

Expérience 2. — 19 *novembre* 1898. — *Sérum* provenant d'une ponction faite au pli du coude *à un typhique* en pleine période fébrile, atteint de phlébite et de pleurésie. — Culture en bouillon de bœuf de bacilles L, dans le vide, âgée de 48 heures.

Quatre tubes : A = témoin, B = 1/3, C = 1/6, D = 1/10.

20 *novembre.* — A la 18e heure il n'y a aucune trace d'agglutination dans aucun des tubes.

21 *novembre.* — A la 48e heure, il en est de même.

En somme : *résultat négatif.*

Expérience 3 — 22 *novembre.* — *Sang* provenant d'une ponction faite au pli du coude *à un hémiplégique* atteint d'hémorrhagie cérébrale. Culture en bouillon de bœuf de bacilles L, du 19 novembre, dans le vide.

Quatre tubes : A = témoin, B = 1/3, C = 1/6, D = 1/10.

L'examen, fait 6 heures plus tard, ne montre aucune trace d'agglutination dans aucun des tubes.

En somme : *résultat négatif.*

B. — *Culture en présence.*

Expérience 4. — 17 *novembre* 1898. — *Sang de typhique*, le même que pour l'expérience 2. Bouillon de bœuf peptoné ensemencé avec du bacille L. On fait deux mélanges à 1/3 et 1/10, dans des tubes stérilisés. Le contenu de chacun des tubes est puisé dans une pipette à boule où on fait le vide.

Une troisième pipette, ne contenant que du bouillon ensemencé, sert de témoin.

Le tout est mis à l'étuve à + 38°.

18 *novembre.* — La pipette de la dilution à 1/3 paraît claire avec grumeaux, tandis que les deux autres sont troubles.

19 *novembre.* — La culture témoin et la dilution à 1/10 sont troubles et ne présentent, même au microscope, aucune trace d'agglutination.

La culture à 1/3 ne paraît pas, au premier abord, agglutinée, au microscope. La grande majorité des bacilles est isolée. Cependant çà et là on voit quelques petits amas indiscutables composés chacun d'une dizaine de bacilles.

En somme, *résultat complètement négatif à 1/10 et très faiblement positif à 1/3.*

Expérience 5. — 22 *novembre* 1898. — *Sang d'hémiplégique* atteint d'hémorrhagie cérébrale, le même que pour l'expérience 3. Bouillon de bœuf peptoné ensemencé de bacilles L. On fait trois mélanges : 1/3, 1/6 et 1/10 dans des tubes stérilisés. Le contenu de chacun d'eux est puisé dans une pipette à boule, où on fait le vide.

Une troisième pipette, ne contenant que du bouillon ensemencé, sert de témoin.

Le tout est mis à l'étuve à + 38°.

23 *novembre.* — A la 30e heure, la culture est uniformément trouble et composée de bacilles parfaitement isolés. Il en est de même des dilutions qui sont plus riches que la culture témoin. Peut-être, cependant, y a-t-il quelques très petits amas dans la dilution à 1/3.

En somme : *résultat négatif.*

Expérience 6. — 19 *novembre* 1898. — *Liquide provenant d'un hydrothorax* d'origine cardiaque. — Bouillon de bœuf peptoné ensemencé avec du bacille L.

2 dilutions : 1/3 et 1/6.

On fait le vide et on met à l'étuve à + 38°.

21 *novembre.* — A la 42e heure, le microscope ne montre que des bacilles parfaitement isolés, absolument comme dans une culture témoin.

En somme : *résultat négatif.*

Expérience 7. — 19 *novembre* 1898. — *Liquide provenant*

d'un hydrothorax brightique. — Bouillon de bœuf peptoné, ensemencé de bacilles L.

2 dilutions : 1/3 et 1/6.

On fait le vide et on met à l'étuve à + 38°.

21 *novembre.* — A la 42e heure, le microscope ne montre que des bacilles parfaitement isolés, absolument comme dans une culture témoin.

En somme : *résultat négatif.*

Le sang, le sérum ou les sérosités pathologiques de 5 hommes n'ont jamais agglutiné la culture faite, même à 1/3, et n'ont pas davantage agglutiné les cultures faites en présence, sauf à un très faible degré et à 1/3 pour le sang de typhique. Ce dernier n'agglutinait pas la culture faite à la même dose de 1/3. Les résultats sont donc négatifs, mais une certaine réserve est de rigueur pour certains sangs essayés à fortes doses par le second procédé.

2° — Nous avons expérimenté le sérum de plusieurs *chevaux*, en raison de la remarque faite par Bordet et confirmée par Achard et Bensaude, que le sérum de cheval normal agglutine le bacille de Nicolaïer. Cela était, d'ailleurs, indispensable, le sérum antitétanique que nous étudierons au chapitre IV étant du sérum de cheval. Pour savoir si une immunisation autre que l'immunisation tétanique pouvait modifier les propriétés du sérum vis-à-vis du bacille de Nicolaïer, nous avons employé différents *sérums antidiphtériques* soit du laboratoire, soit du commerce.

Nous nous sommes également inquiété de l'influence que pourrait avoir le *chauffage* ou l'addition d'antiseptiques, tels que l'*eucalyptol.*

Nos expériences ont porté sur le sérum de 6 chevaux normaux. L'agglutination s'obtenant toujours par le mélange du sérum à la culture faite, nous n'avons contrôlé qu'un seul sérum par la culture en présence.

A. — *Sérum de cheval normal* non préparé.

EXPÉRIENCE 8. — 9 *juin* 1898. — *Sérum de cheval normal* n'ayant subi aucune préparation, ni addition d'antiseptiques. — Culture de bacilles L, du 4 juin, dans le vide. La même que pour les expériences 12 et 73.

Trois tubes : A = témoin, B = 1/10, C = 1/20.

Au bout de deux heures, aucun tube n'est agglutiné, alors que le sérum antitétanique a agglutiné, dans l'expérience 73, à 1/100 au minimum, dans le même temps.

A la sixième heure, B et C sont très nettement agglutinés, clairs, avec dépôt floconneux. Au microscope, les amas sont très grands et sans bacilles isolés dans B; ils sont petits, et avec bacilles isolés dans C.

A la 24e heure, B et C sont absolument clairs et les amas de C sont, au microscope, aussi typiques que ceux de B.

En somme : *sérum légèrement agglutinant en 6 heures à 1/20.*

B. — *Sérum d'un autre cheval normal,* également non préparé.

EXPÉRIENCE 9. — 15 *juin* 1898. — *Sérum de cheval normal* n'ayant subi aucune préparation. Culture dans le vide de bacilles L, du 9 juin; expérience parallèle à l'expérience 74 faite avec du sérum antitétanique et à l'expérience 13 faite avec du sérum antidiphtérique.

Huit tubes : A = témoin, B = 1/20, C = 1/50, D = 1/100, E = 1/140, F = 1/200, G = 1/300, H = 1/500.

Des examens successifs ne montrent absolument rien à la 6e heure.

A la 8e heure seulement, B est légèrement granuleux et montre au microscope d'assez nombreux amas mais très petits et nageant au milieu de beaucoup de bacilles isolés.

Au bout de 24 heures, B est notablement agglutiné sans être absolument clarifié; C et D sont légèrement granuleux; les autres ne présentent absolument rien. Au microscope, B montre une agglutination très nette; il n'y a plus de bacilles isolés; les amas sont nombreux mais relativement petits, composés de 15 à 20 bacilles. L'agglutination est à peine marquée dans C; presque tous les bacilles sont isolés; çà et là quelques tout petits amas. D ne présente aucune agglutination.

En somme, *agglutination légère ne débutant à 1/20 qu'au bout de 8 heures étant à peine marquée à 1/50 au bout de 24 heures.*

Expérience 10. — 17 *juin* 1898. *Sérum de cheval normal* non préparé, le même que pour l'expérience 9. Culture de bacilles L du 9 juin, dans le vide. Expérience parallèle aux expériences 65, 75 et 76 faites avec des sérums antitétaniques de l'Institut Pasteur et de Nocard.

Sept tubes : A = témoin, B = 1/50, C = 1/100, D = 1/200, E = 1/300, F = 1/400, G = 1/500.

Jusqu'à la 2e heure, moment où le sérum antitétanique de l'expérience 65 a déjà agglutiné à 1/500, il n'y a pas trace d'agglutination même dans B.

A la 3e heure seulement, le microscope décèle dans B quelques très petits amas.

A la 4e heure, B est encore seul à présenter des traces d'agglutination.

A la 27e heure, B est complètement agglutiné; mais tous les autres tubes sont troubles, sans aucune trace d'agglutination :

Il en est de même au 3e jour.

En somme : *agglutination lente et très légère ne dépassant pas 1/50.*

C. — *Sérum de cheval fortement immunisé contre la diphtérie.*

Animal du laboratoire de Lyon. Les expériences suivantes sont faites avec du sérum, soit non préparé, soit additionné d'eucalyptol (4 ‰) et chauffé pendant une demi-heure à 59°.

Expérience 11. — 3 *juin* 1898. Cette expérience est destinée à étudier comparativement aux mêmes doses et sur la même culture, le sérum antilétanique (Voir expérience 70) et le *sérum d'un cheval immunisé contre la diphtérie*, qui est donc du sérum normal au point de vue tétanique.

Culture de bacilles L de 14 jours, dans le vide, la même que pour les expériences 42, 43 et 70. Sérum de cheval très immunisé contre le bacille de Lœffler, chauffé à 59°, pendant 30 minutes, et contenant 4 ‰ d'eucalyptol.

Trois tubes : A = témoin, B = 1/10, C = 1/20.

A la 17e heure : aucun des tubes ne présente trace d'agglutination alors que les tubes correspondants de l'expérience 70 sont complètement agglutinés.

A la 24e heure et même au bout de 3 jours, il n'y a pas d'agglutination appréciable au microscope.

En somme : *résultat négatif.*

Expérience 12. — 9 *juin* 1898. — *Sérum antidiphtérique très immunisant de cheval*, le même que dans l'expérience 11, mais n'étant ni chauffé, ni additionné d'eucalyptol. Culture de bacilles L, du 4 juin, dans le vide ; la même que pour les expériences 8 et 73.

Trois tubes : A = témoin ; B = 1/10 ; C = 1/20.

Au bout de 2 heures, aucun tube n'est agglutiné, alors que le sérum antitétanique a agglutiné, dans l'expérience 73, à 1/100 au minimum, en 2 heures.

A la 6e heure, B et C sont très nettement agglutinés, clairs avec dépôt floconneux. — Au microscope les amas sont très grands et sans bacilles isolés dans B ; ils sont petits et avec bacilles isolés dans C.

A la 24e heure B et C sont absolument clairs et les amas de C sont, au microscope, aussi typiques que ceux de B.

En somme : *Sérum légèrement agglutinant en 6 heures à 1/20.*

Expérience 13. — 13 *juin* 1898. — *Sérum antidiphtérique de cheval* du laboratoire de Lyon, soit non préparé, soit le même additionné d'eucalyptol (4 ‰) et chauffé une 1/2 heure à 59°.

Culture de bacilles L dans le vide, du 9 juin. Expérience parallèle à l'expérience 74 faite avec du sérum antitétanique et l'expérience 9 faite avec du sérum de cheval normal.

Dix tubes : A = témoin ; B = 1/8 de sérum préparé. — Tous les autres tubes sont faits avec le même sérum, mais non préparé : C = 1/20 ; D = 1/60 ; E = 1/100 ; F = 1/140 ; G = 1/200 ; H = 1/300 ; I = 1/400 ; J = 1/500.

Les examens successifs ne montrent rien dans aucun des tubes, jusqu'à la septième heure.

Cependant le microscope dénote, à ce moment, des amas incontestables mais très petits dans G et plus gros dans B.

A la 24e heure, B et C sont nettement clarifiés avec dépôt floconneux. D et E sont légèrement granuleux. Tous les autres n'ont pas agglutiné. Au microscope, dans B, les amas sont incontestables, mais petits (12 à 20 bacilles) avec beaucoup de bacilles isolés. C est agglutiné d'une façon à peu près semblable, mais les amas sont beaucoup plus petits. Aucune agglutination dans les autres tubes.

En somme : *agglutination très légère, n'apparaissant qu'au bout de la 7e heure à 1/8 ou 1/20 et n'atteignant pas 1/60 au bout de 24 heures.*

D. — Sérum antidiphtérique de cheval mis en vente par l'Institut sérothérapique de Grenoble.

EXPÉRIENCE 14. — 25 *juin* 1898. — *Sérum antidiphtérique de cheval* mis en vente à Grenoble. — Culture de bacilles L du 22 juin, dans le vide. Expérience parallèle aux expériences 16 et 18 faites avec d'autres sérums antidiphtériques.

Quatre tubes : A = témoin ; B = 1/10 ; C = 1/50 ; D = 1/80.

Après une heure, B et C sont troubles, mais présentent, au microscope, au milieu de nombreux bacilles isolés, quelques très petits amas. D n'est nullement agglutiné.

A la deuxième heure B, C et D sont grumeleux. Les amas sont déjà assez gros dans D.

A la sixième heure, l'agglutination est avancée dans B et C ; elle est très notable, quoique avec beaucoup de bacilles isolés, dans D.

En somme, *agglutination assez forte, nette quoique faible à 1/80 à partir de la deuxième heure.*

Expérience 15. — 6 *juillet* 1898. — *Sérum de cheval* (antidiphtérique, de Grenoble) du même flacon que pour l'expérience précédente. Culture de bacilles L du 30 juin, dans le vide, très trouble avec bacilles tous sporulés et bien isolés. Expérience parallèle aux expériences 17 et 19 faites avec des sérums antidiphtériques de Montpellier et de Lille.

Quatre tubes : A = témoin ; B = 1/10 ; C = 1/50 ; D — 1/100.

A la première heure, rien macroscopiquement. Au microscope, l'agglutination est déjà nette par petits amas dans B.

A la troisième heure, B est complètement clair avec dépôt floconneux. C est légèrement grumeleux. Au microscope, les amas sont immenses, sans bacilles isolés dans B. Ils sont très petits et très rares dans C.

A la vingt-quatrième heure, B et C sont complètement clarifiés avec dépôt. D est aussi trouble que A. Au microscope, l'agglutination est complète dans B et incomplète dans C (amas petits, beaucoup de bacilles libres).

En somme, *agglutination très nette et assez rapide, mais n'atteignant pas 1/100 au bout de 24 heures.*

E. — *Sérum antidiphtérique de cheval*, mis en vente par l'Institut sérothérapique de Lille.

Expérience 16. — 25 *juin* 1898. — *Sérum antidiphtérique de cheval* mis en vente à Lille. Culture de bacilles L du 22 juin, dans le vide. Expérience parallèle aux expériences 14 et 18 faites avec d'autres sérums antidiphtériques.

Quatre tubes : A = témoin, B = 1/10, C = 1/50, D = 1/80.

Après une heure, aucune agglutination macroscopique. B et C offrent, au microscope, d'une façon très nette, de nombreux amas au milieu de beaucoup de bacilles isolés. D ne présente aucune agglutination. A la 2e heure, quelques petits amas apparaissent dans D au microscope.

A la 6e heure, l'agglutination est très nette dans B, très faible dans C et presque inappréciable dans D.

En somme : *agglutination certaine mais faible ne dépassant pas 1/80 en 6 heures.*

Expérience 17. — 6 *juillet* 1898. — *Sérum de cheval* (antidiphtérique de Lille) du même flacon que pour l'expérience précédente. Culture des bacilles L du 3 juin, dans le vide, très trouble, avec bacilles tous sporulés, mais parfaitement isolés. Expérience parallèle aux expériences 15 et 19 faites avec des sérums antidiphtériques de Montpellier et de Grenoble

Quatre tubes : A = témoin ; B = 1/10, C = 1/50, D = 1/100.

Au bout d'une heure, rien macroscopiquement. Au microscope, B montre cependant quelques très petits amas dénotant un début d'agglutination. A la 3e heure, aucun des tubes n'est grumeleux. Au microscope, seul le tube B présente des traces d'agglutination : très petits amas assez rares.

A la 24e heure, B est complètement clarifié avec dépôt floconneux ; C et D sont aussi troubles que A. Au microscope B montre des amas petits avec un assez grand nombre de bacilles isolés. C ne présente pas trace d'agglutination.

En somme, *agglutination très faible n'atteignant pas 1/50 en 24 heures*

F) *Sérum antidiphtérique de cheval* mis en vente par l'Institut sérothérapique de Montpellier.

a. — *Action sur la culture faite*.

EXPÉRIENCE 18. — 25 *juin* 1898. — *Sérum antidiphtérique de cheval* mis en vente à Montpellier. Culture de bacilles L du 22 juin, dans le vide. Expérience parallèle aux expériences 14 et 16 faites avec d'autres sérums antidiphtériques.

Quatre tubes : A = témoin ; B = 1/10 ; C = 1/50 ; D = 1/80.

Après une heure les tubes ne présentent rien macroscopiquement ; mais, au microscope, on voit, dans B et C, au milieu de beaucoup de bacilles isolés, quelques petits amas de 6 ou 7 bacilles. Il y a une tendance très nette à l'agglutination. Rien dans D.

A la 2e heure, B et C sont légèrement grumeleux et les amas sont un peu plus gros au microscope, mais très petits. D, très trouble, présente peut-être un peu d'agglutination au microscope.

A la 6e heure, les amas sont à peine plus nets dans B et C et un peu plus marqués dans D.

En somme *agglutination certaine mais faible ne dépassant pas 1/80 en 6 heures.*

Expérience 19. — *6 juillet 1898*. — *Sérum de cheval* (antidiphtérique de Montpellier), du même flacon que dans l'expérience précédente. Culture de bacilles L du 30 juin, dans le vide, très trouble, avec bacilles tous sporulés, mais parfaitement isolés. Expérience parallèle aux expériences 15 et 17 faites avec des sérums antidiphtériques de Lille et de Grenoble.

Quatre tubes : A = témoin; B = 1/10; C = 1/50; D = 1/100.

Au bout d'une heure, aucune trace d'agglutination, même dans B.

A la 3e heure, B est très nettement grumeleux. Le microscope montre des amas nets de moyenne grosseur, mais avec beaucoup de bacilles isolés. C ne présente rien d'anormal même au microscope.

A la 24e heure, le tube B est complètement agglutiné; C et D sont aussi troubles que A. Au microscope, l'agglutination est complète avec gros amas pour B. Il y a quelques très petits amas dans C. D n'est nullement agglutiné.

En somme, *agglutination lente et nulle à* 1/100 *en* 24 *heures.*

b. — *Culture en présence.*

Expérience 20. — *26 octobre* 1898. — On ensemence largement du bouillon de veau peptoné avec une culture de bacilles L. — *Sérum antidiphtérique de cheval*, de Montpellier, le même que pour les expériences 18 et 19.

Cinq tubes : A = témoin; B = 1/50; C = 1/100, D = 1/200, E = 1/500.

Chaque tube est aspiré dans une pipette où on fait le vide, et le tout est mis à l'étuve à 38°.

28 octobre. — Tous les tubes sont uniformément troubles, sauf B qui est clarifié avec un dépôt pulvérulent assez net.

Au miscrocope B est nettement agglutiné. On voit de très nombreux petits amas de 5 à 10 bacilles. Il existe, en outre, beaucoup de bacilles isolés. — L'agglutination est donc indéniable mais partielle. A, C, D et E ne présentent aucune trace d'agglutination.

En somme : *agglutination manifeste* à 1/50 *mais n'atteignant pas* 1/100.

Les résultats sont donc sensiblement les mêmes

par les deux procédés de recherche de l'agglutination.

En somme, le sérum de cheval normal agglutine ainsi que l'avaient fait remarquer Bordet, Achard et Bensaude, contrairement à ce que paraissent dire Sabrazès et Rivière qui n'ont pu agglutiner le bacille de Nicolaïer avec des sérums antidiphtérique et antistreptococcique qui provenaient très probablement de chevaux. Les deux procédés de recherche ont donné un pouvoir agglutinant à peu près semblable.

L'intensité de ce pouvoir agglutinatif est très importante à connaître pour la comparer à celle, beaucoup plus considérable, du sérum de cheval immunisé contre le tétanos (Voir chapitre IV).

Nous voyons, d'après les expériences précédentes, que la mensuration de ce pouvoir agglutinatif nous a donné les résultats suivants :

1er *cheval* : agglutination légère en 6 heures à 1/20.

2e *cheval*: agglutination ne débutant à 1/20 qu'au bout de 8 heures et atteignant à peine 1/50 en 24 h. ou plus.

3e *cheval* : agglutination très légère à 1/8 ou 1/20 à la 6e ou 7e heure et n'atteignant pas 1/60 au bout de 24 heures.

4e *cheval* : agglutination beaucoup plus nette et plus rapide, appréciable à 1/80 à la 2e heure, mais n'atteignant pas 1/100 en 24 heures.

5e *cheval* : agglutination faible, nulle à 1/50 en 24 heures.

6e *cheval* : agglutination faible ne dépassant pas 1/80 en 24 heures.

On voit, en somme, que les six sérums ont agglutiné, mais, le plus souvent, lentement, même à la dose considérable de 1/20. Le plus souvent ils n'ont pu agglutiner à 1/50. L'un d'eux, celui de Grenoble, a été beaucoup plus agglutinant que les autres (peut-être ce cheval a-t-il reçu quelques injections de toxine tétanique ?), sans, toutefois, agglutiner à 1/100 au bout de 24 heures.

Nous n'avons donc jamais vu un sérum de cheval normal agglutiner à 1/100. Le plus souvent le chiffre de 1/50 n'a pas été dépassé.

Il ne semble pas que l'immunisation antidiphtérique, pas plus que le chauffage à 59° ou l'addition de 4 ‰ d'eucalyptol, ait eu de l'influence sur la propriété agglutinante du sérum de cheval vis-à-vis du bacille de Nicolaïer

3° Nous avons essayé le sérum de l'*âne normal*, devant étudier, au chapitre IV, le sérum d'un âne légèrement immunisé contre le tétanos.

Expérience 21. — 6 *octobre* 1898. — *Sang puisé à l'oreille d'une ânesse ayant reçu des injections de tuberculine*, mais jamais d'injection tétanique, c'est-à-dire normale. Culture de bacilles L, du 24 septembre dans le vide ; bacilles sporulés mais bien isolés, la même que pour les expériences 67 et 87.

Quatre tubes : A = témoin, B = 1/5, C = 1/10, D = 1/25.

Au bout d'une heure 45 minutes, l'agglutination est très nette, dans B et C. Cependant les amas sont petits et il existe beaucoup de bacilles isolés. Elle est nulle dans D.

A la 7e heure et à la 22e heure, les résultats sont identiques, c'est-à-dire que l'agglutination est nette, mais incomplète, dans B et C, nulle dans D.

En somme : *agglutination très légère ; elle est nulle à 1/25.*

Le sérum de l'âne normal agglutine légèrement, peut-être un peu moins que celui du cheval. Dans notre seule expérience, l'agglutination a été nulle à 1/25.

4° Nous avons fait cinq essais avec le sang du *lapin.*

a. — *Action sur la culture faite.*

Expérience 22. — 13 *mai* 1898. — Sang puisé à la veine de l'oreille d'un *lapin* normal. Culture de bacilles N du 7 mai, donc âgée de 6 jours, pure, composée de bacilles sporulés et légèrement mobiles, ayant végété dans une atmosphère privée d'oxygène par le pyrogallate de potasse (procédé de H. Büchner).

Quatre petits tubes : A = témoin, B = 1/7, C = 1/10, D = 1/20, c'est-à-dire 1 goutte de sang pour 7, 10 et 20 gouttes de culture.

Même au bout de 24 heures, on ne constate ni à l'œil nu ni au microscope aucune trace d'agglutination même dans le tube B.

En somme : *résultat négatif.*

Expérience 23. — 15 *mai* 1898. — Sérum clair provenant d'un *lapin* normal saigné la veille. Culture de bacilles L (procédé H. Buchner) du 11 mai, soit de 4 jours. Bacilles sporulés, légèrement mobiles.

Cinq petits tubes : A = témoin, B = 1/4, C = 1/5, D = 1/7, E = 1/10 ; c'est-à-dire une goutte de sang pour 4, 5, 7 et 10 gouttes de culture.

Même au bout de 30 heures on ne constate, soit à l'œil, soit au microscope, aucune trace d'agglutination, même dans le tube B.

Au bout de trois jours, il y a des traces d'agglutination dans le tube B.

Au bout de quatre jours, tous les tubes sont clarifiés avec

dépôt, tandis que le tube A est encore trouble, avec un très léger dépôt.

Au microscope, l'examen du dépôt des tubes à sérum montre qu'il est dissociable, sauf quelques petits amas composés de 3 à 7 bacilles. C'est donc un phénomène tardif et très incomplet qui ne peut être appelé agglutination.

En somme : *résultat négatif.*

Le sang du lapin, même à 1/4 et laissé très longtemps en présence de la culture faite, n'est nullement agglutinant.

b. — *Culture en présence.*

Expérience 24. — 21 *octobre* 1898. — On ensemence largement du bouillon de veau peptoné avec une culture de bacilles L. On fait deux tubes :

A = témoin, B = addition de 1/3 de sang de *lapin normal.*

Chacun des tubes est aspiré dans une pipette à boule où on fait le vide, et le tout est mis à l'étuve à 38°.

26 *octobre.* — Le tube témoin A est uniformément trouble. Le tube B ne peut rien laisser voir macroscopiquement à cause de la teinte rouge intense. Au microscope, tous les bacilles sont libres et isolés, aussi bien dans B que dans A.

Il est à noter que la culture de B est beaucoup moins riche que les cultures faites le même jour et avec la même semence, mais avec du sérum antitétanique ou des sangs de grenouille, de cobaye, etc.

En somme : *résultat négatif.*

Expérience 25. — 14 *novembre* 1898. — Avec une culture du 9 octobre de bacilles L, constatée pure au microscope, on ensemence largement du bouillon de bœuf peptoné.

On fait deux tubes ; A = témoin, B = addition de 1/3 de sang de *lapin normal.*

Chacun des tubes est aspiré dans une pipette à boule, où on fait le vide, et le tout est mis à l'étuve à 38°.

16 *novembre.* — A est trouble. — L'examen macroscopique de B ne révèle rien à cause de l'hémoglobine. Au microscope,

on trouve une culture riche, composée de bacilles parfaitement isolés, sans trace d'agglutination.

En somme : *résultat négatif.*

EXPÉRIENCE 26. — 17 *novembre* 1898. — On ensemence largement du bouillon de bœuf peptoné, avec une culture de bacilles L.

On fait 2 tubes : A = témoin, B = addition de 1/3 de sang de *lapin normal.*

Le contenu de chaque tube est aspiré dans une pipette à boule où on fait le vide, et le tout est mis à l'étuve à 38°.

19 *novembre* 1898. — La pipette A est troublé. Au microscope, B présente une culture très riche, sans trace d'agglutination.

En somme : *résultat négatif.*

Les résultats sont donc complètement négatifs, par les deux procédés, quelle que soit la dose employée.

5° Voici quatre expériences faites avec le sang de 2 *chiens normaux.*

a. — *Action sur la culture faite.*

Deux expériences faites avec le sang de chacun des deux chiens.

EXPÉRIENCE 27. — 29 *juin* 1898. — *Sang puisé sur un chien normal.* — Culture de bacilles L du 22 juin, dans le vide. Expérience parallèle aux expériences 1, 31, 33, 35, 49, 50.

Cinq tubes : A = témoin ; B = 1/5, C = 1/10, D = 1/25, E = 1/50.

Des examens successifs faits à la première heure, à la deuxième heure et à la dix-huitième heure ne montrent, même au microscope, aucune trace d'agglutination.

En somme : *résultat négatif.*

EXPÉRIENCE 28. — 26 *octobre* 1898. — Expérience faite avec du sang de *chien normal* (même chien que pour les expériences

29, 30 et 53, sang de la même saignée que pour l'expérience 30. Avec une culture de bacilles L, dans le vide, âgée de 24 heures, on fait cinq tubes.

A = témoin; B = 1/3; C = 1/10; D = 1/20; E = 1/50.

27 *octobre*. — L'examen est fait à la 20e heure; le tube A ne présente aucune trace d'agglutination; les autres tubes ne présentent également aucune agglutination, soit à l'œil, soit au microscope. Cependant B, C et D offrent çà et là quelques très petits amas, mais, en somme, assez rares pour que le résultat soit négatif, d'autant plus qu'il n'y a pas de différence entre B où la dilution est à 1/5, et D où elle est à 1/20.

En somme : *résultat négatif*.

Le sang du chien, mélangé à la culture faite, n'agglutine donc pas à 1/3 ni au-dessus.

b. — *Culture en présence*.

Deux expériences faites avec le sang du chien de l'exp. 28, chien qui sera utilisé tétanique (Voir chap. III).

EXPÉRIENCE 29. — 24 *octobre* 1898. — On ensemence largement du bouillon de veau peptoné avec du bacille L et on fait deux tubes.

A = témoin; B = addition de 1/3 de sang de *chien normal*, le même que pour les expériences 28, 30 et 53.

Le contenu de chacun des tubes est aspiré dans une pipette à boule où on fait le vide; le tout est mis à l'étuve à 38°.

26 *octobre*. — Le tube A est trouble et ne contient que des bacilles isolés. L'examen macroscopique de B est rendu difficile par la teinte rouge foncée. Au microscope l'agglutination est manifeste; les amas sont petits mais très nets.

En somme : *agglutination incontestable* à 1/3.

EXPÉRIENCE 30. — 26 *octobre*. — On ensemence largement du bouillon de veau peptoné avec du bacille L. — *Sang de chien normal* (même animal que pour les expériences 28, 29 et 53 et sang de la même saignée que pour expérience 28).

Avec le bouillon ensemencé et le sang on fait cinq tubes :

A = témoin ; B = 1/10 ; C = 1/20 ; D = 1/50 ; E = 1/100.

Chacun des tubes est puisé dans une pipette à boule où on fait le vide ; le tout est mis à l'étuve à 38°.

28 *octobre*. — Macroscopiquement, tous les tubes sont uniformément troubles.

Au microscope, aucun des tubes n'a agglutiné ; dans tous les tubes les bacilles sont isolés ; on ne note la présence d'aucun amas.

En somme, *résultat absolument négatif à 1/10 et au-dessus.*

Par le procédé de la culture en présence, un sang de chien qui n'agglutinait pas la culture faite est agglutinant à 1/3 mais ne l'est pas à 1/10.

6° Sang de *cobaye normal.*

a. — Action sur la culture faite.

EXPÉRIENCE 31. — 29 *juin* 1898. — *Sang de cobaye normal.* Culture de bacilles L du 22 juin, dans le vide, composée de bacilles tous sporulés et isolés. Expérience parallèle aux expériences 1, 27, 33, 35, 49 et 50.

Trois tubes : A = témoin ; B = 1/5 ; C = 1/25.

Des examens successifs n'ont pas présenté d'agglutination, même à la 18e heure.

En somme : *résultat négatif.*

b. — Culture en présence.

EXPÉRIENCE 32. — 14 *novembre*. — 1 goutte de sang du cœur de *cobaye normal* est mélangée à 3 gouttes de bouillon de bœuf peptoné ensemencé de bacilles L. Vide. Étuve à + 38°.

16 *novembre* : Tous les bacilles sont bien isolés.

En somme : *résultat négatif.*

Le sang de cobaye n'agglutine par aucun des procédés, même à 1/3 et 1/5.

7° Sang de *souris blanche normale.*

a. — *Action sur la culture faite.*

Expérience 33. — 19 *juin* 1898. — *Sang de souris blanche normale.* Culture de bacilles L, du 22 juin, dans le vide, composée de bacilles tous sporulés et bien isolés. Expérience parallèle aux expériences 1, 27, 31, 35, 49 et 50,

Trois tubes : A = témoin ; B = 1/5 ; C = 1/25.

Des examens successifs pratiqués jusqu'à la 18e heure n'ont jamais montré d'agglutination. On remarque cependant que les bacilles sont comme ratatinés, plus petits dans les tubes B et C que dans le tube A, dans les tubes d'expériences similaires faites avec d'autres sangs.

En somme : *résultat négatif.*

b. — *Culture en présence.*

Expérience 34. — 14 *novembre.* — Une goutte de sang du cœur de *souris normale* est mélangée à 3 gouttes de bouillon de bœuf peptoné ensemencé de bacilles L. Vide. Etuve à + 38°.

16 *novembre.* — Le microscope ne décèle aucune trace d'agglutination.

En somme : *résultat négatif.*

Le sang de la souris blanche n'agglutine donc ni à 1/3 ni à 1/5, quel que soit le procédé employé.

8° Sang de *grenouille normale.*

a. — *Action sur la culture faite.*

Expérience 35. — 20 *juin* 1898. — *Sang de grenouille normale.* — Culture de bacilles L, du 22 juin, dans le vide, composée de microbes tous sporulés et bien isolés. Expérience parallèle aux expériences 1, 27, 31, 33, 49 et 50.

Trois tubes : A = témoin ; B = 1/5 ; C = 1/25.

Des examens successifs, pratiqués jusqu'à la 18e heure, n'ont montré aucune agglutination.

En somme : *résultat négatif.*

b. — *Culture en présence.*

Expérience 36. — 21 *octobre* 1898. — On ensemence largement du bouillon de veau peptoné avec du bacille L. On fait deux tubes.

A = témoin; B = addition de 1/3 de sang de *grenouille normale.*

Chacun des deux tubes est aspiré dans une pipette à boule où on fait le vide; le tout est mis à l'étuve à 38°.

26 *octobre.* — Le tube témoin A est trouble. Au microscope, il n'y a pas plus trace d'agglutination dans B que dans A : tous les bacilles sont isolés et mobiles. La culture B est plus riche que A.

En somme : *résultat négatif.*

Le sang de la grenouille n'agglutine donc par aucun procédé, même à 1/3.

9° Sang de *poule normale.*

a. — *Action sur la culture faite.*

Expérience 37. — 9 *octobre* 1898. — *Sang de poule normale* puisé au moment même. Culture de bacilles L du 24 septembre dans le vide (même culture que pour l'expérience 39).

Cinq tubes : A = témoin ; B = 1/5 ; C = 1/10; D = 1/50 ; E = 1/100.

Les examens microscopiques et macroscopiques, faits 3 heures, 7 heures et 24 heures plus tard, ne donnent que des résultats absolument négatifs.

Dans tous les tubes, même dans B, les bacilles sont admirablement isolés.

En somme, *résultat négatif.*

b. — *Culture en présence.*

Expérience 38. — 14 *novembre.* — Sang du cœur de la même *poule* que pour l'expérience précédente. Une goutte mélangée à trois gouttes de bouillon de bœuf peptoné ensemencé de bacilles L. Vide. Etuve à 38°.

16 *novembre* : Le microscope montre tous les bacilles isolés sans trace d'amas.

En somme : *résultat négatif.*

Le sang de la poule n'agglutine pas, même à 1/3 et par culture en présence.

10° Sang de *tortue commune.*

a. — *Action sur la culture faite.*

EXPÉRIENCE 39. — 9 *octobre* 1898. — Sang de tortue commune puisé au moment même. Culture de bacilles L, du 24 septembre, dans le vide, le même que pour l'expérience 37.

Cinq tubes : A = témoin ; B = 1/5 ; C = 1/10 ; D = 1/50, E = 1/100.

Les examens macroscopiques et microscopiques faits au bout de 3 heures, 7 heures et 24 heures ne donnent que des résultats absolument négatifs. Dans tous les tubes, même dans B, les bacilles sont admirablement isolés.

En somme : *résultat négatif.*

b. — *Culture en présence.*

EXPÉRIENCE 40. — 21 *octobre* 1898. — On ensemence largement du bouillon de veau peptoné avec du bacille L. On fait deux tubes :

A = témoin ; B = addition de 1/5 de sang de la même *tortue normale.*

Chacun des tubes est aspiré dans une pipette à boule, où on fait le vide ; le tout est mis à l'étuve à 38°.

26 *octobre.* — Le tube A a poussé uniformément trouble ; la teinte rouge due à la grande quantité d'hémoglobine empêche l'examen macroscopique de B.

Au microscope, tous les bacilles sont mobiles aussi bien dans B que dans A ; il n'y a pas trace d'agglutination.

En somme, *résultat négatif.*

Le sang de la tortue n'agglutine donc pas, même à 1/3.

Nous devons conclure de toutes ces expériences que : *le sang de l'homme* (1), *du lapin, du cobaye, de la souris blanche, de la grenouille, de la poule,* animaux tous plus ou moins sensibles à la toxine tétanique, *n'agglutine nullement le bacille de Nicolaïer,* même additionné dans de très fortes proportions (1/3) et avant la végétation de la culture. *Il en est de même du sang de la tortue, animal réfractaire.*

Le cheval et l'âne, qui sont cependant des animaux ultra sensibles au tétanos *sont doués de la propriété agglutinante,* même par addition à la culture faite. Ce pouvoir est, d'ailleurs, peu intense, le plus souvent nul à 1/50 et n'existant, en tout cas, jamais à 1/100 (chevaux). Le sérum d'âne nous a paru moins agglutinant que le sérum de cheval.

Quant au chien, son sérum n'agglutine pas la culture faite (2), *mais peut être légèrement agglutinant si on le mélange avant la végétation.*

(1) Voir plus haut (Expérience 4) la réserve qu'impose un cas légèrement positif pour le sang humain.

(2) On verra plus loin (Expérience 49) que le sang d'un chien tétanique a agglutiné à 1/50 alors que jamais nous n'avons vu le tétanos développer la propriété agglutinante. Ce chien avait probablement un certain pouvoir agglutinant normal. Se rappeler aussi les cas positifs de Sabrazès et Rivière (page 13).

CHAPITRE III

Séro-diagnostic de l'homme et des animaux tétaniques.

Nos essais de séro-diagnostic ont porté sur un homme atteint de tétanos, pendant la maladie et après la guérison, ainsi que sur tous les animaux de laboratoire sensibles à cette affection et rendus expérimentalement tétaniques. Ce tétanos expérimental a toujours été obtenu par injection de toxine seule, c'est-à-dire que tous nos animaux ont reçu le poison à l'état préformé dans la culture.

Nos recherches ont été faites par les deux méthodes déjà indiquées.

1° Commençons par le *cas humain*.

OBSERVATION

(Service du professeur Bondet) (1).

Un maçon de 26 ans reçoit, vers le 27 avril 1898, un coup de marteau sur le médius gauche. La plaie contuse, très légère,

(1) Cette observation nous a été obligeamment communiquée par M. le docteur P. Courmont, chef de clinique médicale.

guérit rapidement avec un peu de suppuration, sans soins spéciaux. Le 31 avril, c'est-à-dire au bout de trois semaines, le trismus apparaît. Quatre ou cinq jours plus tard, la nuque et le dos sont raides. Le 7 mai, les muscles dorso-lombaires et ceux des membres inférieurs sont fortement contracturés ; il est impossible de fléchir les genoux. Les réflexes sont fortement exagérés. Les muscles abdominaux sont très contractés. Quelques contractures de la face. La respiration et le cœur sont normaux. Il n'y a pas de température : il n'a jamais atteint 38°. Convulsions douloureuses. Il n'est fait aucune injection de sérum. Traitement au chloral.

A partir du 19 mai, les contractures diminuent notablement.

A partir du 24 mai, les crises convulsives disparaissent, les contractures continuent à diminuer.

Le 11 juin, le malade peut se lever, encore un peu raide.

Le 18 juin, il sort de l'hôpital, guéri.

Nous avons fait, par le procédé de l'addition à la culture faite, trois expériences avec le sang de cet homme pendant la période des contractures :

Expériences 41, 42, 43, faites avec le sang d'un homme tétanique.

Expérience 41. — 18 *mai* 1898. — *Sérum du sang* pris au bout du doigt la veille. Culture de bacilles L du 11 mai dans le vide, la même que pour l'expérience 78. — Bacilles sporulés.

Sept petits tubes: A témoin; B = 1/3; C = 1/5; D = 1/10; E = 1/20; F = 1/30; G = 1/40.

Au bout de 6 heures, aucun des tubes, même B, ne présente d'agglutination ni à l'œil, ni au microscope.

Au bout de 24 heures, les résultats sont identiques, il n'y a pas trace d'agglutination même au microscope.

Au bout de 48 heures, ni l'œil, ni le microscope ne décèlent aucune trace d'agglutination dans aucun des tubes.

En somme : *résultat négatif.*

Expérience 42. — 2 *juin*. — Le malade est convalescent, mais présente encore des contractures. — *Sérum du sang* pris le matin même et centrifugé. Culture de bacilles L du 18 mai, dans le vide, la même que pour l'expérience 79. Bacilles sporulés, isolés, peu mobiles. — On fait un seul tube : une goutte de sang pour trois gouttes de culture, fortement agitées ensemble.

A la 18e heure, l'œil ni le microscope ne constatent d'agglutination certaine ; quelques petits amas de 3 à 7 bacilles, mais se retrouvant également dans un tube témoin, car la culture était assez ancienne.

Au bout de 48 heures, pas d'agglutination.

En somme : *résultat négatif.*

Expérience 43. — 3 *juin.* — *Sérum de sang* centrifugé ; même culture que dans l'expérience précédente : 1 goutte de sérum n'a pas agglutiné 10 gouttes de culture, même au bout de plusieurs jours.

En somme : *résultat négatif.*

Le sang de l'homme tétanique n'agglutine donc pas les cultures en bouillon de bacille de Nicolaïer.

Le jour de sa sortie, après guérison complète, nous avons fait une prise de sang qui nous a servi à faire les deux expériences suivantes :

Expérience 44. — 21 *juin* 1898. — Sérum bien clair provenant du dépôt du sang puisé trois jours auparavant sur *le même homme complètement guéri* de son tétanos. Culture de bacilles L, du 9 juin, dans le vide, la même que dans les expériences 54.

Cinq tubes : A = témoin ; B = 1/3 ; C = 1/6 ; D = 1/10 ; E = 1/20.

A la sixième heure, il n'y a trace d'agglutination dans aucun des tubes.

En somme : *résultat négatif.*

Expérience 45. — 22 *juin* 1898. — *Même sérum* que dans l'expérience précédente. Culture du bacille L du 17 juin, composée de bacilles sporulés, bien isolés, légèrement mobiles, la même que dans les expériences 47, 55, 61 et 64.

Quatre tubes : A = témoin ; B = 1/5 ; C = 1/10 ; D = 1/15.

Au bout d'une heure, trois heures, vingt heures, il n'y a trace ni à l'œil ni au microscope d'aucune agglutination.

En somme : *résultat complètement négatif.*

Il résulte de ces cinq expériences que le sang d'un homme tétanique n'agglutine à 1/3 la culture faite, ni pendant la période des contractures, ni pendant les premiers jours de la guérison.

2° Nous avons fait sur le *chien* un assez grand nombre (8) d'expériences, en raison d'un résultat contradictoire et des expériences antérieures de Sabrazès et Rivière. Les premières ont été réalisées par le procédé de la culture faite ; puis, ayant vu (voyez chapitre II, expérience 29) que le sang de chien normal peut être légèrement agglutinant sur la culture qui végète en sa présence, nous avons utilisé le second procédé.

Trois premières expériences, réalisées avec le sang de trois chiens atteints de tétanos généralisé, nous ont donné des résultats complètement négatifs, même à 1/3 sur la culture faite.

Expérience 46. — 21 *mai* 1898.— Sérum obtenu avec la saignée faite la veille sur un *chien* atteint de tétanos généralisé intense, à la suite d'une injection sous-cutanée de 30 cc. de toxine très active et qui mourut quelques jours après. Culture de tétanos L, âgée de 13 jours (procédé de H. Büchner).

Sept tubes A = témoin ; B = 1/3 ; C = 1/5 ; D = 1/10 ; E = 1/15 ; F = 1/20 ; G = 1/35.

Au bout de 24 heures, l'examen macroscopique des tubes ne décèle aucune différence entre eux. Au microscope, le tube témoin A montre des bacilles bien isolés et sporulés ; à peine observe-t-on quelques bacilles accolés deux par deux. Dans tous les autres tubes, de B à G, on ne trouve aucune différence notable avec le tube témoin ; à peine voit-on quelques bacilles accolés par deux ou par trois.

Au 3e jour, l'examen microscopique, après agitation légère, ne montre aucune agglutination dans aucun tube ; un seul amas de 8 ou 10 bacilles est observé dans le tube B, après plusieurs préparations.

En somme : *résultat négatif*

Expérience 47. — 22 *juin* 1898. — Sérum provenant d'une saignée faite 48 heures auparavant à un *chien* atteint de tétanos généralisé, à la suite d'une injection, trois jours auparavant, de 30 cc. de toxine.

Culture de bacilles L. du 17 juin, dans le vide, la même que pour les expériences 45, 55, 61 et 64.

Sept tubes : A = témoin ; B = 1/3 ; C = 1/5 ; D = 1/6 ; E = 1/10 ; F = 1/15 ; G = 1/20.

Les examens macroscopiques et microscopiques faits au bout d'une heure, trois heures et 21 heures ne montrent aucune trace d'agglutination.

En somme : *résultat négatif.*

Expérience 48. — 25 *juin* 1898. — Sang puisé dans le cœur d'un *chien* mort quelques instants auparavant de tétanos généralisé, à la suite d'une injection sous-cutanée de 30 cc. de toxine, faite le 21 juin. Culture de bacilles L, dans le vide, du 22 juin, mais n'ayant végété que depuis 24 heures. La même que pour les expériences 14, 16, 18, 83 et 90.

Les bacilles sont courts et très mobiles, non sporulés.

Trois tubes : A = témoin ; B = 1/5 ; C = 1/20.

Les examens macroscopiques et microscopiques faits au bout d'une heure ne montrent aucune différence entre A et B.

A la 2e heure, A et C sont semblables, tandis qu'on remarque au microscope des traces d'agglutination dans B. Ça et là quelques très rares petits amas de 2 ou 3 bacilles.

A la 7e heure, A et C sont toujours uniformément troubles et les rares amas observés dans B, non seulement n'ont pas augmenté, mais paraissent même plus rares.

En somme : *résultat négatif.*

La quatrième expérience, bien que faite avec le même procédé, nous a donné, ainsi qu'on va le voir, un résultat franchement positif.

Expérience 49. — 29 *juin* 1898. — Sang puisé à un *chien* qui vient de mourir de tétanos généralisé, à la suite d'une injection sous-cutanée de 30 cc. de toxine, le 25 juin. Culture de bacilles L du 22 juin, dans le vide. Expérience parallèle à l'expérience 50 faite également avec du sang de chien tétanique et à l'expérience 27 faite avec du sang de chien normal.

Cinq tubes : A = témoin ; B = 1/5 ; C = 1/10 ; D = 1/25 ; E = 1/50.

Au bout d'une heure, B et C présentent des grumeaux très nets et l'examen microscopique accuse des amas petits, mais incontestables, au milieu d'un grand nombre de bacilles isolés. Rien dans D et E.

A la 2e heure, l'agglutination est encore plus nette dans B et C ; elle commence dans D et E qui présentent au microscope de rares et petits amas. A la 18e heure, l'agglutination de B et de C est absolument complète. Elle est imparfaite, mais incontestable dans D et E.

Remarquons que le résultat inattendu de cette expérience ne peut être dû à la culture qui, dans les expériences 27 et 50, n'a été agglutinée ni par du sang de chien normal, ni par du sang d'un autre chien tétanique.

En somme : *agglutination très nette à 1/10 et marquée même à 1/50.*

Le sang de ce chien était donc nettement et assez fortement agglutinant. Malheureusement nous n'avions pas fait d'essai préalable avant l'injection de la toxine. Peut-être cet animal avait-il anormalement un sang naturellement agglutinant. Rappelons que c'est précisément par le chien que Sabrazès et Rivière ont eu un résultat positif. Quoi qu'il en soit il fallait multiplier les essais. Nous avons donc fait trois nouvelles expériences, toujours sur la culture faite.

Expérience 50. — 29 *juin* 1898. — Sang puisé à un *chien* qui vient de mourir de tétanos généralisé à la suite d'une injection sous-cutanée de 20 cent. cubes de toxine, le 25 juin. Les deux uretères avaient été liés le 27. Culture de bacilles L, du

22 juin, dans le vide. Expérience parallèle à l'expérience 49 faite avec du sang de chien normal.

Cinq tubes : A = témoin ; B = 1/5 ; C = 1/20 ; D = 1/25 ; E = 1/50.

Les examens successifs, faits à la 1re, à la 3e et à la 18e heure, ne montrent aucune trace d'agglutination, même dans B.

En somme : *résultat négatif.*

Expérience 51. — 6 *juillet* 1898. — Sang provenant d'un *chien* mort quelques heures auparavant de tétanos généralisé, à la suite d'une injection sous-cutanée de 30 cent. cubes de toxine (ligature des uretères, 36 heures avant la mort). Culture de bacilles L, du 30 juin, dans le vide, la même que pour les expériences 15, 17, 19, 52 et 96.

Quatre tubes : A = témoin ; B = 1/10 ; C = 1/50 ; D = 1/80.

Même au bout de 24 heures, il n'y a pas de différence entre ces quatres tubes, tant à l'œil qu'au microscope.

En somme : *résultat négatif.*

Expérience 52. — 6 *juillet* 1898. — Sang provenant d'un chien mort de tétanos généralisé, quelques heures auparavant, à la suite d'une injection sous-cutanée de 30 cent. cubes de toxine. Culture de bacilles L, du 30 juin, dans le vide, la même que pour les expériences 15, 17, 19, 51 et 96.

Quatre tubes : A = témoin ; B = 1/10 ; C = 1/50 ; D = 1/80.

Même au bout de 24 heures, il n'y a pas de différence entre ces quatre tubes, tant à l'œil qu'au microscope.

En somme : *résultat négatif.*

Pour pouvoir conclure nettement dans cette question du séro-diagnostic du chien, assez compliquée par un résultat positif, par l'agglutination légère que peut opérer le sang normal, par les publications de Sabrazès et Rivière, nous avons tenté la culture en présence du sang d'un chien tétanique, ce sang ayant été essayé par les deux procédés (Expériences 28, 29 et 30) avant toute injection de toxine et ayant paru agglutiner légèrement à 1/3 par la culture en présence.

Expérience 53. — 17 *novembre* 1898. — On sacrifie un *chien* (le même animal que pour les expériences 28, 29 et 30) ayant un tétanos local intense depuis trois jours. Injecté le 11 novembre avec 40 centimètres cubes de toxine et le 16 avec 100 centimètres cubes. On additionne le sang du cœur de bouillon de bœuf ensemencé de culture de bacilles L dans les proportions de 1/3 et de 1/6. — Vide. — Etuve à + 38°.

19 *novembre*. — Les deux cultures sont très riches et aucune d'elles ne présente, même au microscope, la moindre trace d'agglutination.

En somme : *agglutination nulle, même à 1/3*, dose à laquelle le sang du même animal avait paru agglutiner légèrement avant l'injection de toxine.

Nous conclucrons des essais faits sur huit chiens tétaniques, que le sang de ces animaux n'est pas agglutinant. Le seul résultat positif que nous ayons obtenu, mis en regard des sept résultats négatifs, rapproché toutefois du cas positif de Sabrazès et Rivière, doit simplement faire supposer que le sang de chien peut être normalement assez agglutinant et qu'il faudra toujours, dans les expériences analogues, essayer, au préalable, le sang de l'animal comme on le ferait pour celui du cheval et de l'âne. On peut même voir, en comparant les expériences 29, 30 et 53, que la légère agglutination produite par le sang normal, mis en présence de la culture en végétation, peut ne plus se retrouver avec le sang du même animal tétanique. Cela prouve simplement l'inconstance du procédé de la culture en présence, avec de fortes doses.

Au point de vue du séro-diagnostic, la conclusion est absolument négative.

3° Trois expériences avec le sérum ou le sang de deux *lapins* mourants de tétanos généralisé.

A. — *Action sur la culture faite.*

Expérience 54. — 21 *juin* 1898. — Sérum très clair provenant d'une saignée faite, le 19 juin, à un *lapin* mourant de tétanos généralisé, 68 heures après une injection sous-cutanée de 10 cent. cubes de toxine. Culture de bacilles L, du 15 juin, dans le vide ; la même que pour l'expérience 44.

Cinq tubes : A = témoin ; B = 1/3 ; C = 1/6 ; D = 1/10 ; E = 1/20.

Les examens macroscopiques et microscopiques faits à la 3e heure et à la 6e heure ne montrent aucune différence entre le tube témoin et les autres.

En somme : *résultat absolument négatif.*

Expérience 55. — 22 *juin* 1898. — Sérum très clair de *lapin* tétanique, le même que pour l'expérience 54. Culture de bacilles L, du 17 juin, dans le vide, la même que pour les expériences 45, 47, 61 et 64.

Quatre tubes : A = témoin ; B = 1/5 ; C = 1/10 ; D = 1/15.

A la 20e heure, l'examen, même microscopique, ne révèle aucune trace d'agglutination.

En somme : *résultat négatif.*

B. — *Culture en présence.*

Expérience 56. — 17 *novembre.* — Sang du cœur d'un lapin sacrifié avec tétanos local intense (injection de 6 cent. cubes de toxine le 14 novembre). Bouillon de bœuf peptoné ensemencé de bacilles L.

Deux dilutions : 1/3 et 1/6.

Vide. — Etuve à + 38°.

19 *novembre.* — Examen microscopique : tous les bacilles sont parfaitement isolés.

En somme : *résultat négatif.*

Même à la proportion considérable de 1/3, le sang de lapin tétanique n'agglutine ni la culture faite, ni la culture en présence.

4° Nous avons fait, avec le *cobaye* tétanique, une seule expérience avec l'addition de sang à la culture complète, et trois expériences de contrôle (portant sur quatre cobayes) avec la culture végétant en présence du sang.

a. — *Action sur la culture faite.*

Expérience 57. — 13 *juin* 1898. — Un petit *cobaye* ayant reçu, le 10 juin, 1/600 de cent. cube de toxine est mourant, à la 64e heure, de tétanos généralisé. Le sang est puisé directement dans le cœur. Culture de 4 jours, dans le vide, la même que pour les expériences 9, 13 et 74.

Quatre tubes : A = témoin ; B = 1/5 ; C = 1/10 ; D = 1/20.

Le sang masquant l'examen macroscopique, il est fait uniquement au microscope.

A la 7e heure, à la 24e heure, aucun des tubes, même B, ne présente trace d'agglutination.

En somme : *résultat négatif.*

b. — *Culture en présence.*

Expérience 58. — 20 *octobre*. — On ensemence du bouillon de veau peptoné avec du bacille L. On fait deux tubes : A = témoin ; B = addition de 1/5 de *sang de cobaye* mourant de tétanos généralisé à la suite d'injection de 1/100 de cent. cube de toxine. Chacun des tubes est aspiré dans une pipette à boule où on fait le vide, et mis à l'étuve à 38°.

22 *octobre*. — Les deux tubes sont uniformément troubles. Au microscope, tous les bacilles sont parfaitement isolés, aussi bien dans B que dans A. La culture B est plus riche que la culture A.

En somme : *résultat négatif.*

Expérience 59. — 24 *octobre* 1898. — On ensemence largement du bouillon de veau peptoné avec du bacille L. On fait trois tubes : A = témoin ; B et C reçoivent la proportion de 1/3 de sang du cœur de *deux cobayes* morts depuis 24 heures de tétanos généralisé à la suite d'une injection de toxine tétanique.

Le contenu de chaque tube est puisé dans une pipette à boule où on fait le vide; le tout est mis à l'étuve à 38°.

26 octobre. — Les trois tubes sont troubles; aucun d'eux ne présente de traces d'agglutination, même au microscope. Les cultures B et C sont plus riches que A.

En somme: *le sang du cobaye tétanique n'agglutine pas à 1/3.*

EXPÉRIENCE 60. — 14 *novembre* 1898. — Une goutte de sang du cœur d'un cobaye sacrifié mourant de tétanos généralisé (1/100 de cent. cube de toxine) est mélangée à trois gouttes de bouillon de bœuf peptoné ensemencé de bacilles L. Vide. Etuve à + 38°.

10 novembre. — La culture est très riche et composée de bacilles parfaitement isolés.

En somme : *résultat négatif.*

Le sang du cobaye tétanique n'agglutine donc pas même à 1/3 et par culture en présence.

5° Nous avons étudié le sang de trois *souris* tétaniques; deux fois par l'addition du sang à la culture faite, une fois par la culture végétant en présence du sang.

a. — *Action sur la culture faite.*

EXPÉRIENCE 61. — 22 *juin* 1898. — Sang d'une *souris* morte tétanique à la suite d'une injection de sang de grenouille tétanique. Culture de bacilles L, du 17 juin, dans le vide, la même que pour les expériences 45, 47, 55.

Deux tubes : A = témoin ; B = 1/5.

L'examen fait jusqu'à la 20e heure ne montre aucune trace d'agglutination, même au microscope.

En somme : *résultat négatif.*

EXPÉRIENCE 62. — 25 *juillet* 1898. — Sang puisé sur une *souris* sacrifiée mourante de tétanos généralisé, à la suite d'une injection de sang de grenouille tétanique. Culture de bacilles L du 12 juillet, dans le vide.

Cinq tubes : A = témoin; B = 1/5, C = 1/10, D = 1/25, E = 1/50.

Même au bout de 24 heures il n'y a aucune différence à l'œil ou au microscope entre le tube témoin et les autres.

En somme : *résultat négatif.*

b. — *Culture en présence.*

Expérience 63. — 20 *octobre.* — On ensemence largement du bouillon de veau peptoné avec une culture de bacilles L. On fait trois tubes :

A = témoin; B = 1/10 de sang d'une souris blanche tétanique depuis plusieurs jours à la suite d'injections de toxine; C = 1/10 de sang d'une souris morte en 18 heures de l'injection d'une forte dose de toxine.

Chaque tube est aspiré dans une pipette à boule où le vide est fait. Le tout est mis à l'étuve à 38°.

22 *octobre.* — Les trois tubes sont uniformément troubles. Au microscope aucun d'eux ne présente de traces d'agglutination. Les cultures B et C paraissent plus riches que A.

En somme : *résultat négatif.*

Le sang de la souris tétanique n'agglutine pas.

6° Un seul essai sur la *grenouille.*

Expérience 64. — 22 *juin* 1898. — Sang obtenu par décapitation d'une *grenouille* architétanique depuis sept jours à la suite d'une injection de toxine, le 10 juin; maintenue à 39°. Culture de bacilles L, du 17 juin, dans le vide. La même que dans les expériences 45, 47, 55 et 61.

Quatre tubes : A = témoin ; B = 1/5; C = 1/10; D 1/15.

Les examens successifs faits à la première heure, à la troisième heure et à la vingtième heure ne présentent aucune trace d'agglutination, même au microscope, dans aucun des tubes.

En somme : *résultat négatif.*

Le sang de la grenouille tétanique n'est donc nullement agglutinant pour la culture faite.

La *conclusion générale* de ce chapitre est qu'il ne faut pas compter sur l'agglutination du bacille de Nicolaier par le sang des tétaniques pour faire soit un diagnostic précoce, soit même une confirmation de diagnostic clinique. Pas plus l'homme, spontanément tétanique, que les animaux de laboratoire rendus expérimentalement tétaniques par injection de toxine, n'ont présenté un sang modifié au point de vue de ses propriétés agglutinatives. Ces conclusions, opposées à celles de Sabrazès et Rivière, sont en parfaite conformité avec les résultats négatifs des sept observations de tétanos humain citées dans la thèse de Bensaude. N'ayant pas eu à notre disposition de cheval tétanique, nous n'avons pu rechercher si les propriétés agglutinatives naturelles du sérum de cet animal sont augmentées par le tétanos. Nous ne croyons pas, d'ailleurs, que cette recherche ait beaucoup d'intérêt, à moins d'avoir, au préalable, dosé le pouvoir agglutinatif du sang du même animal, car nous avons vu, au chapitre II, que le pouvoir agglutinant du sérum de cheval normal est assez variable d'un animal à l'autre. Un des six sérums normaux expérimentés par nous était beaucoup plus agglutinant que les autres.

En somme, nous n'avons pu réaliser le sérodiagnostic du tétanos.

CHAPITRE IV

Pouvoir agglutinant du sérum antitétanique.

On sait que la découverte du pouvoir agglutinant du sérum des animaux immunisés ou des convalescents d'une maladie immunisante, comme la fièvre typhoïde, a précédé celle faite, par Widal, du pouvoir agglutinant du sérum pendant la période d'infection de certaines maladies, en un mot, a précédé la découverte du séro-diagnostic. Le résultat, négatif quant au séro-diagnostic, mais démontrant que le bacille de Nicolaïer peut être agglutiné par le sérum du cheval et de l'âne normaux, devait nous porter naturellement à étudier, après le sérum des animaux malades, celui des animaux immunisés.

Cette étude se présente, de prime abord, comme très délicate, puisque les animaux utilisés pour la fabrication du sérum : le cheval et l'âne, sont précisément ceux dont le sérum agglutine normalement. Dans le mémoire de Bordet, par exemple, des deux passages où il est question de l'agglutination du bacille de Nicolaïer, l'un a trait au sérum de cheval normal, et l'autre au sérum de cheval immunisé, sans qu'il soit possible de dire si le second est plus agglutinant que le premier. Il fallait donc doser soigneusement le pouvoir agglutinant de plusieurs échantillons de sérum antitétanique et comparer la moyenne des chiffres obtenus à celle des chiffres qui représentent (ainsi que nous l'avons établi au chapitre II) le pouvoir agglutinant normal. Il était désirable, en outre, de mesurer le pouvoir agglutinant du sang d'un animal avant l'immunisation et aux différentes périodes de celle-ci. C'est ce que nous avons fait sur deux lapins, animaux qui ont, en outre, l'avantage de ne pas avoir un sang normalement agglutinant.

Nous avons, en somme, expérimenté sur quatre échantillons de sérum antitétanique de cheval, provenant au moins de deux chevaux différents : deux flacons mis en vente par l'Institut Pasteur, un flacon de sérum produit par un cheval de l'Ecole vétérinaire d'Alfort et obligeamment envoyé par le professeur Nocard, enfin du sérum antitétanique desséché, également procuré par le professeur Nocard. Ces deux derniers échantillons provenaient d'un même animal et avaient un pouvoir immunisant considérable ; ils immunisaient à 0,000,0002.

Nous avons ensuite institué des expériences avec le sérum d'un âne en cours d'immunisation et encore très peu antitoxique (immunisant à 0,0001).

Enfin, nous avons suivi parallèlement deux lapins également en voie d'immunisation. Le pouvoir immunisant du sérum de l'un d'eux, sacrifié, était de 0,0001.

1° Essai d'un flacon du *sérum de l'Institut Pasteur.* Nous n'avons employé que l'addition de sérum à la culture faite.

Expérience 65. — *17 juin 1898.* — *Sérum mis en vente par l'Institut Pasteur.* Culture de bacilles L. du 9 juin, dans le vide. Expérience parallèle aux expériences 75 et 76 faites avec du sérum Nocard et à l'expérience 10 faite avec du sérum normal.

Cinq tubes : A = témoin ; B = 1/10 ; C = 1/50 ; D = 1/100 ; E = 1/500.

A la 10e minute, B présente déjà, au microscope, de très grands amas comme dans l'expérience 75 avec le sérum Nocard.

A la 15e minute, D est très agglutiné à l'examen microscopique comme dans l'expérience 75 avec le sérum Nocard.

A la 20e minute, les grumeaux sont déjà visibles à l'œil nu dans E. Au microscope les amas sont petits, mais très nets. A ce moment la dilution à 1/50 de sérum normal (expérience 10) ne présente aucune agglutination même au microscope.

A la 40e minute, E est très grumeleux, sans dépôt.

A la 2e heure, E est presque complètement clarifié. Au microscope les amas sont énormes. Il n'y a pas de bacilles isolés.

A la 3e heure, on peut considérer E comme complètement clarifié.

En somme, *agglutination considérable et très rapide, très nette au bout de 15 minutes à 1/100 et, à la 20e minute à 1/500 ; en 3 heures la dilution à 1/500 est complètement agglutinée.*

2° Expériences avec un autre flacon du *sérum de l'Institut Pasteur.*

a. — *Action sur la culture faite.*

Expérience 66. — *4 octobre 1898.* — *Sérum antitétanique mis en vente par l'Institut Pasteur.* — Culture de bacilles L. du 24 septembre, dans le vide. Bacilles sporulés, peu mobiles, mais bien isolés, la même que dans les expériences 86 et 93.

Cinq tubes : A = témoin ; B = 1/10 ; C = 1/100 D = 1/500 ; E = 1/1000.

A la cinquième minute, les grumeaux sont déjà visibles à l'œil nu dans B.

A la 30e minute, B est complètement clarifié, les grumeaux sont très nets dans C. — D et E sont aussi troubles que A. Au microscope on voit une agglutination complète dans B et très avancée dans C, où il y a cependan encore quelques bacilles isolés. Rien dans D.

Après 45 minutes, on ne voit encore rien dans D et E.

Au bout de 2 heures 20 minutes, B et C sont complètement clairs avec grumeaux ; D est légèrement grumeleux ; E est aussi trouble que A.

Au microscope, D montre une agglutination déjà assez marquée et E présente aussi des amas très nets au milieu de bacilles isolés nombreux.

A la 4e heure, l'examen donna les mêmes résultats.

A la 9e heure, D, quoique très grumeleux, n'est pas encore complètement clarifié. E paraît aussi trouble que A. Au microscope, l'agglutination n'est pas plus nette qu'auparavant dans D et E.

A la vingt-quatrième heure, les résultats sont identiques, c'est-à-dire que E, encore trouble, ne présente que des traces d'agglutination.

En somme : *agglutination considérable et très rapide, appréciable même à 1/1000 à la quatrième heure.*

Expérience 67. — 6 *octobre* 1898. — *Sérum provenant du même flacon que dans l'expérience précédente.* Culture de bacilles L, du 24 septembre, dans le vide, la même que pour les expériences 21 et 87.

Cinq tubes : A = témoin ; B = 1/10 ; C = 1/200 ; D = 1/300 ; E = 1/400.

A la trentième minute, B est complètement clarifié avec dépôt ; C est presque absolument clair avec de gros flocons nageant encore ; D est également clair, mais avec des quantités de petits flocons le long des parois ; E est aussi trouble que A.

Au bout d'une heure et demie, B, C et D sont complètement

clairs avec dépôt floconneux ; E présente des flocons très nets mais non encore déposés. Au microscope, l'agglutination est très complète dans B, C et D ; elle est très nette, quoique avec des amas plus petits, dans E.

Au bout de quatre heures trente, l'agglutination est absolument complète dans B, C et D.

En somme : *agglutination très rapide et très complète dépassant 1/400 en une heure et demie.*

Expérience 68. — 10 *octobre* 1898. — *Sérum de l'Institut Pasteur du même flacon que dans l'expérience précédente.* Culture de bacilles L, du 24 septembre, dans le vide. Bacilles sporulés, bien isolés.

Quatre tubes : A = témoin ; B = 1/5 ; C = 1/50 ; D = 1/500.

Au bout d'une heure, B et C sont complètement agglutinés, D est aussi trouble que A.

A la quatrième heure, les trois tubes B, C et D sont absolument clairs avec dépôt floconneux. Il y a encore quelques bacilles isolés dans D.

A la vingt-quatrième heure, l'agglutination est complète dans B, C et D ; il n'y a plus de bacilles isolés dans D, mais les amas sont plus petits que dans B et C.

En somme : *agglutination très rapide et très complète, dépassant 1/500 dès la quatrième heure.*

b. — *Culture en présence.*

Expérience 69. — 24 *octobre* 1898. — On ensemence largement du bouillon de veau peptoné avec du bacille L. On fait quatre tubes : A = témoin ; dans B, C et D on ajoute 1/1000, 1/10000 et 1/50000 *de sérum antitétanique mis en vente par l'Institut Pasteur*, le même que pour les expériences 66, 67 et 68.

Le tout est aspiré dans des pipettes à boule où on fait le vide et qui sont mises à l'étuve à 38°.

26 *octobre*. — A est uniformément trouble, tandis que B, C et D sont clairs avec dépôt pulvérulent et paraissent macroscopiquement agglutinés.

Au microscope, A n'est nullement agglutiné.

B offre le maximum d'agglutination ; immenses amas dépassant le champ du microscope.

C est beaucoup moins agglutiné ; beaucoup de bacilles mobiles ; nombreux petits amas.

D présente encore quelques traces d'agglutination. Quelques petits amas au milieu d'une grande majorité de bacilles isolés.

La culture B est la plus riche des quatre.

En somme : *agglutination maxima à 1/100 et encore manifeste à 1/50000.*

Le sérum antitétanique de l'Institut Pasteur est donc *très agglutinant* ; en quelques minutes, la dilution de la culture faite et du sérum à 1/500 elle-même est notablement agglutinée. A la 4e heure, la dilution à 1/1000 est agglutinée d'une façon très appréciable. Par la culture en présence, le pouvoir agglutinant est appréciable à 1/50000.

Il n'y a donc aucune comparaison entre cet énorme pouvoir agglutinant et celui très léger (1/50 à 1/80) que nous avons reconnu au cheval normal au chapitre II.

3° Expériences faites avec un flacon de *sérum liquide Nocard.*

Expérience 70. — *3 juin 1898.* — *Sérum antitétanique envoyé par Nocard.* Culture de bacilles L, du 18 mai, dans le vide ; bacilles sporulés peu mobiles. Même culture que dans les expériences 11, 42 et 43. Expérience à comparer avec l'expérience 11 faite avec du sérum antidiphtérique de cheval.

3 tubes : A = témoin ; B = 1/10 ; C = 1/20.

Les tubes ne sont examinés qu'au bout de 17 heures. L'agglutination est absolument complète ; à l'œil les tubes sont limpides, avec dépôt dans le fond. Ce dépôt, examiné au microscope, montre une agglutination intense et typique ; il n'existe pas un seul bacille isolé ; les amas sont énormes, composés de 40 ou 50 bacilles et même davantage, tandis que les 2 tubes de l'expérience 11, faite d'une façon absolument parallèle, avec du sérum antidiphtérique, ne présentent pas trace d'agglutination, sauf peut-être quelques petits amas.

En somme : *résultat aussi positif que possible.*

EXPÉRIENCE 71. — *7 juin 1898.* — *Sérum Nocard*, même flacon que pour les expériences 70, 72, 73, 74 et 75. Culture de bacilles L, ancienne du 27 avril, dans le vide, en bouillon gélatiné à 1/100, enlevé de l'étuve il y a 8 jours et fréquemment agité depuis. Au microscope, bacilles parfaitement isolés, quelques-uns sporulés, d'autres, non ; beaucoup mobiles ; nombreuses spores isolées.

Douze petits tubes, dont un témoin : A = témoin ; B = 1/10 ; C = 1/50 ; D = 1/100 ; E = 1/150 ; F = 1/200 ; G = 1/250 ; H = 1/300 ; I = 1/350 ; J = 1/400 ; K = 1/450 ; L = 1/500.

A la 2e heure, il n'y avait aucun résultat net, contrairement à ceux de l'expérience 72, faite comparativement avec le même sérum, mais avec une culture jeune et en bouillon non gélatiné.

Examen au bout de 6 heures 1/2. A est uniformément trouble sans dépôt ; tous les autres tubes de B à L inclusivement, ont admirablement agglutiné ; le liquide est clair avec un fort dépôt grumeleux, quelques grumeaux flottent encore le long des parois. Au microscope : l'agglutination est magnifique même dans L ; d'immenses magmas de bacilles agglutinés dépassent le champ du microscope.

En somme : *Résultat aussi positif que possible même à 1/500 avec culture ancienne en bouillon gélatiné, mais agglutination plus lente qu'avec une culture jeune en bouillon non gélatiné.*

EXPÉRIENCE 72. — *7 juin 1898.* — *Sérum Nocard*, même flacon que pour les expériences 70, 71, 73, 74 et 75. Culture de bacilles L en bouillon ordinaire, dans le vide, âgée de 48 heures. Expérience parallèle avec l'expérience 71, faite aux mêmes doses, mais sur des cultures anciennes.

Six tubes : A = témoin ; B = 1/10 ; C = 1/100 ; D = 1/300 ; E = 1/400 ; F = 1/500.

Au bout d'une heure, des grumeaux flottent déjà le long des parois de B, C et D.

Au bout d'une heure et demie, B, C et D sont presque complètement clarifiés ; des grumeaux apparaissent dans E et F.

A la 6e heure, tous les tubes, y compris F, sont complètement clairs avec un dépôt velouté dans le fond.

Au microscope, l'agglutination est aussi complète que possible, d'énormes amas remplissent tout le champ du microscope ; les bacilles isolés sont extrêmement rares. On fait une préparation colorée après dessication qui montre que les bacilles sont individuellement très distincts dans le magma des amas. (Fig. ci-contre) (1).

En somme : *Résultat aussi positif que possible, plus rapide avec une culture jeune en bouillon ordinaire, qu'avec une culture ancienne en bouillon gélatiné.*

Expérience 73. — 9 *juin* 1898. — *Sérum antitétanique Nocard* même flacon que pour les expériences 70, 71, 72, 74 et 75. Culture de bacilles L, du 4 juin, dans le vide. La même que pour les expériences 8 et 12.

Neuf tubes : A = témoin ; B = 1/10 ; C = 1/100 ; D = 1/600 ; E = 1/800 ; F = 1/1.000 ; G = 1/1.500 ; H = 1/2.000 ; I = 1/4.800.

Au bout de deux heures, l'examen macroscopique montre une agglutination très nette de B et C qui sont déjà clarifiés avec dépôt floconneux. Les autres paraissent semblables au témoin A. A la même heure, il n'y a aucune agglutination dans les tubes à 1/10 faits avec des sérums normaux dans les expériences 8 et 12.

A la sixième heure, B et C sont complètement clarifiés, D et E présentent des flocons très nets, bien que petits et nageant dans toute la hauteur du liquide ; F, G, H, I paraissent aussi troubles que A. Le microscope confirme ces observations. Les amas sont volumineux, sans aucun bacille isolé dans les tubes D et F. Aucune agglutination dans les autres.

A la vingt-quatrième heure, seuls les tubes A et I ne présentent pas d'agglutination. H, lui-même, est clarifié avec dépôt floconneux. L'examen microscopique de H montre que le dépôt est formé d'amas assez fragiles puisque la grande majorité des bacilles est isolée, avec, toutefois, un assez grand nombre de petits amas.

(1) Cette figure a été dessinée d'après nature par notre camarade, le Dr Spire, que nous remercions de l'obligeance avec laquelle il a mis à notre disposition son talent de dessinateur.

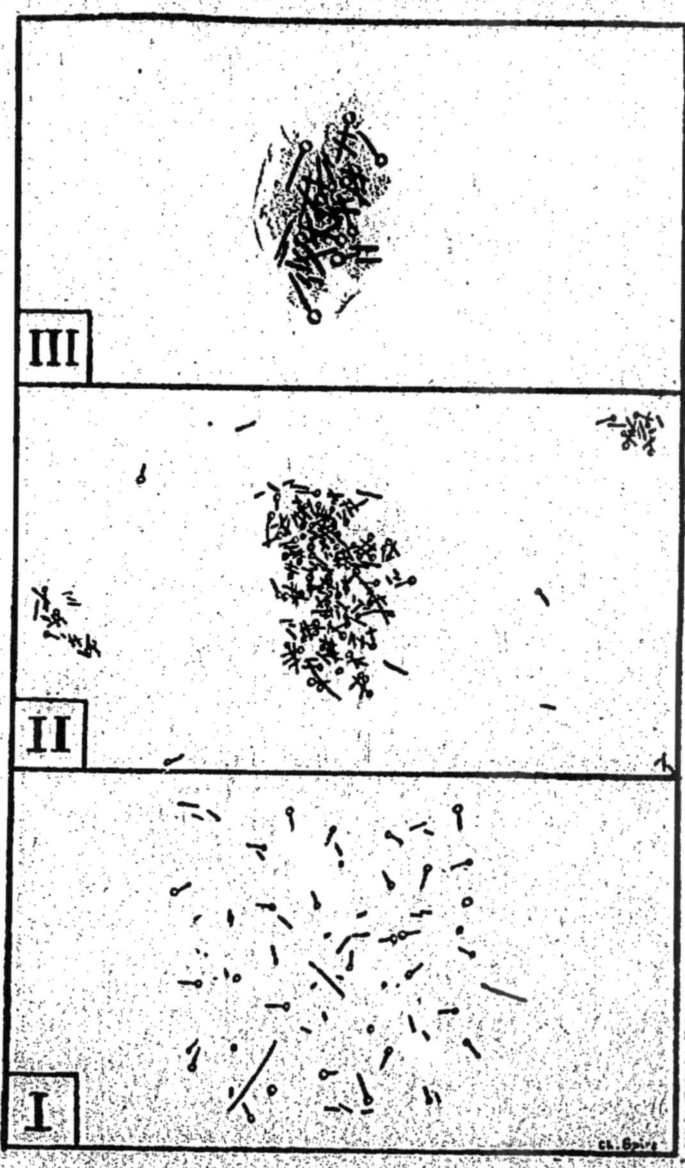

I. Culture de 7 jours, avant l'action du sérum, examinée fraîche, non colorée.

II. La même culture, après l'agglutination, examinée fraîche, non colorée.

III. Un des amas examiné à un plus fort grossissement après fixation et coloration. Les bacilles conservent leur individualité au sein d'une substance grumeleuse, moins colorée.

A la quarante-huitième heure A et I n'ont toujours pas agglutiné.

En somme : *sérum très agglutinant. L'agglutination se fait à 1/800 à la sixième heure, et à 1/2.000 en 24 heures.*

Expérience 74. — 13 *juin* 1898 — *Sérum de Nocard*, même flacon que pour les quatre expériences précédentes. Culture bacilles L, dans le vide, du 9 juin ; expérience parallèle aux expériences 9 et 13, faites avec du sérum normal.

Quatre tubes : A = témoin ; B = 1/20 ; C = 1/200 ; D = 1/500.

Au bout de 25 minutes, B est déjà absolument clair avec de gros grumeaux flottant le long des parois ; C et D n'ont aucune modification.

Au même moment la même solution à 1/20 des sérums de chevaux normaux et antidiphtériques des expériences 9 et 13 n'ont absolument aucune modification.

Au bout d'une heure et quart, B est absolument clair, le dépôt est absolument formé. De petits grumeaux sont déjà nets dans C. Rien aux autres.

Au bout d'une heure et demie, le dépôt est presque complet dans C, et D présente déjà de petits grumeaux flottants. Le sérum normal et antidiphtérique des expériences sus-nommées n'agglutine pas à 1/20 dans le même temps.

Au bout de deux heures et demie, l'agglutination est absolument complète dans tous les tubes, même dans D.

A la septième heure, les résultats sont naturellement encore plus nets tandis que le sérum normal commence seulement à agglutiner, même à 1/20.

Au microscope, les amas sont gros, sans bacilles isolés.

A la 24e heure, il reste à peine quelques petits grumeaux le long des parois de D. L'examen microscopique montre d'énormes amas traversant tout le champ du microscope, à peine dissociables. En agitant cinq ou six fois dans la pipette par aspiration, les amas sont à peine fragmentés.

En somme : *agglutination très nette, même à 1/500 au bout d'une heure 1/2.*

Expérience 75. — 17 *juin* 1898. — *Sérum antitétanique Nocard*, même flacon que pour les expériences précédentes. Culture de bacilles L du 9 juin, dans le vide. Expérience parallèle avec l'expérience 65 faite avec le sérum de l'Institut Pasteur, l'expérience 10 faite avec du sérum de cheval normal, et 76 faite avec le même sérum.

Quatre tubes : A = témoin ; B = 1/10 ; C = 1/50 ; D = 1/100.

A la 10e minute, B est déjà très nettement agglutiné avec grands amas au microscope. Il en est de même de la pareille dilution de l'expérience 65 faite avec le sérum de l'Institut Pasteur.

A la 15e minute, D est floconneux et présente de beaux amas au microscope. Il en est de même pour le sérum de l'expérience 65. Il n'y a, au contraire, aucune agglutination à 1/50 avec le sérum normal de l'expérience 10.

A la 20e minute, les grumeaux commencent à se déposer et à former un dépôt floconneux.

A la 40e minute, les tubes B, C et D sont absolument clairs, A étant naturellement trouble.

En somme : *agglutination très rapide, très nette dès la 15e minute à 1/100 et absolument complète en 40 minutes à la même dose.*

Expérience 76. — 17 *juin* 1898. — On met sous le microscope une goutte de la même culture que pour les expériences 10, 65 et 75. Tous les bacilles sont bien isolés. On ajoute, sur le bord de la lamelle, une goutte de *sérum Nocard* (même flacon que celui des expériences 70, 71, 72, 73, 74 et 75). Le sérum diffuse dans la préparation.

Au bout d'une minute et demie, on distingue très nettement la formation de petits amas.

En somme : *agglutination à peu près immédiate.*

Il résulte de toutes ces expériences que ce flacon de sérum Nocard est doué d'un pouvoir agglutinant considérable. L'agglutination recherchée par l'action du sérum sur la culture faite se manifeste presque instantanén[illegible]t et se complète en quelques minutes dans les fortes dilutions comprises entre 1/5 et 1/100. Dès la quinzième minute l'agglutination est très nette à 1/100. Au bout d'une heure et demie, la dilution à 1/500 présente des flocons et des amas microscopiques. Il en est de même de la dilution à 1/800 vers la 6e heure et de la dilution à 1/2000, avant la 24e heure. On se rend compte, par ces simples chiffres, de l'énorme augmentation du pouvoir agglutinant du sérum de cheval à la suite de l'immunisation.

On notera que les cultures jeunes et en bouillon ordinaire sont plus agglutinables que les cultures vieilles et en bouillon gélatiné.

4° Essai du *sérum Nocard desséché.*

Expérience 77. — 22 *juillet* 1898. — *Sérum antitétanique desséché, envoyé par Nocard*, immunisant à 0,000.000.000.1. Le sérum est dissous dans un volume primitif d'eau salée. Culture de bacilles L, du 9 juillet, dans le vide, composée de bacilles tous sporulés, mais bien isolés, la même que pour l'expérience 85, 92 et 103.

Cinq tubes : A = témoin; B = 1/20; C = 1/200; D = 1/1000; E = 1/2000.

A la 30e minute, B est presque complètement agglutiné à l'œil.

Au bout d'une heure, B est complètement clarifié et présente de superbes amas au microscope. C est trouble, mais présente quelques petits amas sous le microscope. D n'est pas agglutiné.

Au bout de 6 heures et demie, B et C sont complètement clarifiés; D est légèrement grumeleux; E est aussi trouble que A. Au microscope l'agglutination est complète dans B, très nette dans C et fort incomplète dans D (amas petits, beaucoup de bacilles isolés). L'agglutination est nulle dans E.

En somme : *agglutination très considérable et très rapide, dépassant* 1/1000, *sans atteindre* 1/2000 *au bout de* 6 *heures* 1/2.

La dessication et la redissolution du sérum ne nuisent donc en rien à son pouvoir agglutinant.

Il faut conclure de ces quatre groupes d'expériences que le sérum de cheval très fortement immu-

nisé, comme le sont les chevaux de l'Institut Pasteur et d'Alfort, est environ 40 fois plus agglutinant que le sérum de cheval normal (action sur la culture faite).

5° Nous avons deux expériences réalisées en faisant agir le sérum d'*âne en cours d'immunisation* sur des cultures faites. Ce sérum était plus de 4,000 fois moins immunisant que le sérum de Nocard; il était, cependant, doué, ainsi qu'on peut le voir par le protocole des expériences, de propriétés vaccinantes déjà très nettes.

EXPÉRIENCE 78. — 18 *mai* 1898. — *Sérum* provenant d'une saignée faite, le 24 janvier, à un *âne qui était soumis à l'immunisation depuis le* 13 *mars* 1896 *et ayant reçu, pendant cette période*, 2,686 *cc. de toxine*. Ce sérum était cependant encore peu immunisant. Il immunisait, entre 5,000 et 10,000 fois son poids, de jeunes cobayes contre 50 doses mortelles de toxine.

Culture de bacilles L, du 7 mai (procédé de H. Büchner), la même que dans l'expérience 41.

Quatre tubes : A = témoin ; B = 1/10 ; C = 1/20 ; D = 1/30.

A la huitième heure, l'agglutination n'est appréciable que dans le tube B où elle est même très légère. Au microscope : les amas sont assez nets quoique petits dans B; ils sont très rares et avec beaucoup de bacilles isolés dans C. Il n'y a aucune différence entre A et D.

A la 21ᵉ heure, l'examen macroscopique ne montre la clarification d'aucun des tubes; au microscope, B contiendrait plutôt moins d'amas qu'hier; beaucoup de bacilles isolés. C ne contient pas d'amas appréciables.

A la 48ᵉ heure, B et C sont clairs avec dépôt ; A et D sont uniformément troubles. Au microscope, A ne montre aucune trace d'agglutination ; B et C offrent des amas très nets de trois à dix bacilles au milieu d'un grand nombre de bacilles isolés. D présente quelques rares petits amas.

En somme : *agglutination très légère et très lente ; il faut 48 heures pour voir des traces d'agglutination à 1/30.*

Expérience 79. — 2 *juin* 1898. — *Sérum de la même saignée de l'âne que pour l'expérience* 78. Culture de bacilles L. du 18 mai, dans le vide, la même que pour l'expérience 42.

Quatre tubes : A = témoin ; B = 1/10 ; C = 1/20 ; D = 1/30.

A la 24e heure, seul le tube B est clarifié avec dépôt floconneux dans le fond. Le tube C présente un dépôt mais est trouble. A et D sont uniformément troubles et sans dépôt. Au microscope, seul le tube B présente des amas ; ceux-ci sont très rares et très petits (5 ou 6 éléments). L'immense majorité des bacilles sont isolés, A, C et D ne présentent aucune trace d'agglutination.

Au 3e jour, l'agglutination n'a pas progressé dans B et n'existe dans aucun des autres tubes.

En somme, *agglutination ultra légère, incomplète au bout de 3 jours à 1/10.*

Le sérum de cet âne n'était, en somme, *pas plus agglutinant que celui de l'âne normal* étudié au chapitre II.

6° Nous avons expérimenté, à plusieurs reprises, le sang ou le sérum d'un *lapin avant et pendant son immunisation*. Voici d'abord son observation :

Observation du lapin I. — Poids 2,370 grammes. Cet animal reçoit successivement, sous la peau de la cuisse, les doses suivantes d'une toxine tétanique, tuant le cobaye à 1/600e de cc. et le tétanisant à 1/8000. Observation parallèle et avec la même toxine que celle du lapin II.

25 *juin* 1898.	1re injection :	1/5 cc.
29 *juin*......	2e injection :	1/3 cc.
6 *juillet*.....	3e injection :	1/2 cc.
12 *juillet*....	4e injection :	3/4 cc.
19 *juillet*....	5e injection :	1 cc.
23 *juillet*....	6e injection :	1 cc. 5.
29 *juillet*....	7e injection :	2 cc.

3 *août*...... 8e injection : 3 cc.
11 *août*...... 9e injection : 5 cc.
19 *août*...... 10e injection : 40 cc.
24 *août*...... 11e injection : 35 cc.
3 *septembre*. 12e injection : 50 cc.
14 *septembre*. 13e injection : 100 cc.
20 *septembre*. 14e injection : 100 cc. (Toxine moins active).

5 *octobre*. — L'animal est sacrifié par saignée faite par la carotide.

Ce lapin a, en somme, reçu, en 3 mois, 315 cc. de toxine. Il n'a jamais présenté de contractures ; il recevait à la fin 100 cc. de toxine sans éprouver aucun malaise. Sa température rectale, prise très régulièrement matin et soir jusqu'à sa mort, se maintient constamment entre 39° et 40°, aux environs de 39°5 très exactement comme pendant les jours qui ont précédé la première injection. Deux fois seulement la température a atteint 40°. Elle a plutôt une tendance à baisser le matin au-dessus de 39. En somme, la courbe de température ne présente aucune corrélation avec la date des injections.

Essai du pouvoir immunisant du sérum :

Expérience 80. — 5 *octobre* 1898. — Six heures après la saignée, cinq cobayes de 200 à 220 grammes, âgés de un mois, reçoivent sous la peau de la cuisse droite :

A = 1/500 ; B = 1/1000 ; C = 1/2000 ; D = 3/000 ; E = 4/000 de leur poids du sérum du lapin immunisé. Soit : 8, 4, 2, 1 1/2 et 1 goutte de sérum.

6 *octobre*. — Dix-huit heures après l'immunisation, chaque cobaye, plus un témoin F, de même poids et de même âge, reçoit dans la cuisse gauche 1/400 de cent. cube de toxine tétanique d'activité moyenne.

7 *octobre*. — Aucun des cobayes n'est tétanique.

8 *octobre*. — Dès le matin, le témoin F a la patte inoculée contracturée. Tous les autres n'ont rien.

12 *octobre*. — Le témoin présente du tétanos généralisé. Les autres cobayes sont indemnes.

17 *octobre*. — Le témoin F meurt de t[illegible]nos généralisé. Les autres animaux n'ont jamais présenté la moindre contracture.

En somme : *le sérum du lapin immunisait au moins 1,000 fois son poids de jeune cobaye.*

Expérience 81. — 18 *octobre* 1898. — Même sérum de lapin que dans l'expérience précédente. Cinq cobayes de un mois, pesant de 200 à 220 grammes reçoivent, sous la peau de la cuisse droite : A = 1/5000 ; B = 1/7500 ; C = 1/10000 ; D = 1/12500 ; E = 1/15000 de leur poids de sérum à l'aide d'une solution à 1/30.

19 *octobre*. — Dix-sept heures après l'immunisation, ces cinq cobayes, plus un témoin, reçoivent sous la peau de la cuisse droite 1/100 de cent. cube de la même toxine. Soit, environ, quatre doses mortelles.

20 *octobre*. — Au bout de vingt-quatre heures, le témoin présente la patte postérieure gauche très contracturée. Les autres n'ont rien.

21 *octobre*. — Vers la cinquante-cinquième heure, tous les cobayes ont la patte contracturée.

22 *octobre*. — Le témoin F commence à présenter du tétanos généralisé. Le cobaye E est plus tétanique que les autres.

23 *octobre*. — Le témoin F meurt de tétanos généralisé. Le cobaye E commence à présenter de la généralisation.

24 *octobre*. — Le cobaye E meurt de tétanos généralisé ; les autres n'ont que la patte tétanique.

25 *octobre*. — D et C ont un début de généralisation. A et B ont une légère contracture locale.

6 *novembre*. — Le cobaye D meurt de tétanos généralisé. Tous les autres sont en voie de guérison, sauf une légère contracture locale.

22 *novembre*. — Les trois cobayes survivants sont complètement guéris.

En somme : *le sérum du lapin immunise 10,000 fois son poids de jeune cobaye contre quatre doses mortelles de toxine.*

Expérience 82. — 8 *octobre* 1898. — Même sérum que pour les deux expériences précédentes.

Quatre souris de 20 grammes reçoivent sous la peau du dos :

A = 1/500 ; B = 1/1000 ; C = 1/2000 ; D = 1/3000 de leur poids de sérum, à l'état de dilution à 1/20.

9 *octobre*. — 15 heures après l'immunisation, toutes ces souris, plus une témoin, E, reçoivent sous la peau du dos 1/10 de cent. cube d'une toxine très peu active, soit environ 20 doses mortelles.

10 *octobre*. — La souris témoin, E, présente de la contracture d'une patte postérieure, les autres rien. Le soir, la souris témoin est mourante de tétanos généralisé.

A et B n'ont rien. — C et D ont peut-être une légère tendance à la contracture.

11 *octobre*. — La souris témoin, E, est trouvée morte. C et D ont un tétanos local très léger. A et B n'ont rien.

8 *novembre*. — A et B ont continué à être indemnes, C et D ont guéri.

En somme : *le sérum du lapin immunise au moins 3000 fois son poids de souris blanche contre 20 doses mortelles de toxine.*

CONCLUSION. — Le sérum du lapin avait donc déjà acquis un certain pouvoir immunisant qu'on peut évaluer à 0,0001.

Essais successifs du pouvoir agglutinant du sang :

1° 25 *juin*, avant la 1re injection.
2° 6 *juillet*, après la 2e injection.
3° 22 *juillet*, après la 5e injection.
4° 1 *octobre*, après la 14e injection.
5° 6 *octobre*..... }
6° 21 *octobre*.... } avec le sang de la saignée mortelle.
7° 22 *novembre*.. }

Voici les résultats de ces essais successifs du sérum de cet animal :

a. — *Action sur la culture faite.*

Expérience 83. — 25 *juin* 1898. — *Sang* puisé à l'oreille du *lapin* avant toute injection. Culture de bacilles L, dans le vide, âgée de 24 heures, la même que pour les expériences 14, 16, 18, 48 et 90.

Quatre tubes : A = témoin ; B = 1/5, C = 1/10, D = 1/50.

Aucune trace d'agglutination, même au microscope, dans aucun des tubes, à la septième heure.

En somme : *résultat négatif.*

Expérience 84. — 6 *juillet* 1898. — Sang du *lapin* ayant reçu, en deux fois, 1/2 centimètre cube de toxine. Expérience parallèle à l'expérience 91, faite avec le sang de même date de l'autre lapin immunisé. Culture de bacilles L, du 30 juin, dans le vide ; bacilles sporulés, bien isolés.

Quatre tubes : A = témoin ; B = 1/5 ; C = 1/10 ; D = 1/50.

Aucune trace d'agglutination, même dans B, au microscope, à la sixième et à la vingt-sixième heure.

En somme : *résultat négatif.*

Expérience 85 — 22 *juillet* 1898. — Sang de la veine de l'oreille du *lapin* ayant reçu 2 centimètres cubes 3/4 de toxine. Expérience parallèle à l'expérience 92. Culture de bacilles L, du 9 juillet, dans le vide, bacilles très isolés, la même que pour les expériences 77 et 92.

Trois tubes : A = témoin ; B = 1/5 ; C = 1/10.

Le microscope ne décèle aucune agglutination dans B à la vingt-quatrième heure.

En somme : *résultat négatif.*

Expérience 86. — 4 *octobre* 1898. — Sang du même *lapin I*, qui a reçu, à cette époque, 315 cent. cubes de toxine. Culture de bacilles L, du 24 septembre, dans le vide, la même que pour les expériences 60 et 93.

Six tubes : A = témoin ; B = 1/5 ; C = 1/10 ; D = 1/25 ; E = 1/50 ; F = 1/100.

Des examens successifs au microscope, faits jusqu'à la 24e heure, ne dénotent aucune trace d'agglutination.

En somme : *résultat négatif.*

Expérience 87. — 6 *octobre* 1898. — Sérum clair provenant de la saignée faite, le 5 octobre, au *lapin I*, l'animal ayant reçu 345 cent. cubes de toxine. Culture de bacilles L, du 24 septembre, dans le vide, la même que pour les expériences 21 et 67.

Trois tubes : A = témoin ; B = 1/5 ; C = 1/10.

Les examens successifs au microscope, faits jusqu'à la 20e heure, ne montrent aucune trace d'agglutination.

Expérience 87 *bis*. — 22 *novembre*. — Même sérum de *lapin*. Culture de bacilles L, dans le vide, âgée de 48 heures, c'est-à-dire plus jeune que dans l'expérience précédente.

On fait quatre tubes : A = témoin ; B = 1/3, C = 1/6 ; D = 1/10.

L'examen macroscopique, fait à la sixième heure, ne donne aucun résultat. Tous les tubes sont troubles. Au microscope, A, C et D ne présentent pas trace d'agglutination.

B n'est nullement agglutiné à première vue. Cependant, en cherchant avec soin, on découvre quelques rares et très petits amas.

En somme : *résultat négatif, sauf peut-être une légère tendance de l'agglutination à 1/3.*

En somme : *résultat négatif.*

Le sérum de ce lapin, bien que doué d'un pouvoir immunisant notable, ***n'a jamais été agglutinant*** par l'action sur la culture faite. Peut-être a-t-il présenté une légère tendance à agglutiner à 1/3.

b. — *Culture en présence.*

Expérience 88. — 21 *octobre*. — Sérum du *lapin* I, de la même saignée que dans les expériences précédentes. — Du bouillon de veau peptoné est largement ensemencé avec du bacille L. On fait, dans quatre tubes, des mélanges du sérum et du bacille ensemencé aux proportions suivantes :

A = Culture témoin sans sérum ; B = 1/3 ; C = 1/50 ; D = 1/100 ; E = 1/500.

Le contenu de chaque tube est aspiré dans une pipette à boule ; le vide est fait, et le tout est mis à l'étuve à 38°.

22 *octobre*. — A n'a pas poussé. Les autres tubes, surtout

B paraissent avoir légèrement végété, probablement sous l'influence nutritive de l'addition de sérum. B paraît nettement grumeleux ; il y a des chances pour qu'il soit agglutiné.

23 *octobre*. — A a végété, uniformément trouble. B et C sont déjà clarifiés avec un dépôt grumeleux. D et E paraissent aussi troubles que A.

Au microscope, la culture B est composée de bacilles isolés et mobiles, sans aucune trace d'agglutination. Beaucoup sont déjà sporulés.

B présente une agglutination absolument complète, malgré l'agitation fatale du dépôt par la rentrée de l'air. Il n'y a aucun bacille isolé. Le champ du microscope est occupé par une foule de petits amas de huit à dix bacilles qui sont, très probablement, les débris fragmentés d'amas plus considérables.

C présente seulement des traces d'agglutination. Il existe beaucoup de bacilles isolés, mais, çà et là, des amas de 8 ou 10 bacilles sont très nets.

D présente à peine quelques traces d'agglutination ; le premier aspect de la préparation est de ne pas être agglutiné. Çà et là cependant quelques petits amas de quatre ou cinq bacilles.

E n'est nullement agglutiné.

En somme : *Agglutination des plus nettes à 1/3 et encore appréciable à 1/50 et à 1/100.*

Expérience 89. — 22 *novembre*. — Toujours le même sérum de lapin. Bouillon de bœuf peptoné, ensemencé avec une culture de bacilles L, la même que dans l'expérience 5.

On fait deux dilutions, une à 1/10, l'autre à 1/50. Elles sont aspirées dans des pipettes à boule. Vide. Étuve à 28°.

23 *novembre*. — A la 30e heure, la culture témoin et celle de l'expérience 5 ne sont pas agglutinées. La culture à 1/10 a un aspect grumeleux. Au microscope, elle est riche et assez agglutinée. La moitié des bacilles environ est libre et l'autre moitié forme des amas d'une quinzaine de bacilles environ.

La dilution à 1/50 est uniformément trouble et montre au microscope une culture riche, ne présentant que des traces d'agglutination.

Presque tous les bacilles sont isolés; il existe cependant quelques petits amas.

En somme : *agglutination nette, mais légère, ne dépassant pas 1/50.*

Le sérum du lapin, non agglutinant par le procédé de l'action sur la culture faite, a donc été légèrement agglutinant par celui de la culture en présence (jusqu'à 1/50 et même 1/100).

7° Nous avons fait une étude, parallèle à la précédente, du *sérum d'un autre lapin immunisé* dans les mêmes conditions. — Suit d'abord son observation :

Observation du lapin II. — Poids : 2.300 gr. Cet animal reçoit successivement, sous la peau de la cuisse, les doses suivantes de toxine tétanique tuant le cobaye à 1/600 de cent. cube et le tétanisant à 1/8000. Observation parallèle, et avec la même toxine, que celle du lapin I.

25 *juin* 1898.	1re injection :	1/5 cc.	
29 *juin*......	2e injection :	1/3 cc.	
6 *juillet*....	3e injection :	1/2 cc.	
12 *juillet*....	4e injection :	3/4 cc.	
19 *juillet*....	5e injection :	1 cc.	
23 *juillet*....	6e injection :	1,5 cc.	
29 *juillet*....	7e injection :	2 cc.	
3 *août*......	8e injection :	3 cc.	
11 *août*.....	9e injection :	5 cc.	
19 *août*......	10e injection :	10 cc.	
24 *août*......	11e injection :	15 cc.	
3 *septembre*	12e injection :	20 cc.	
14 *septembre*.	13e injection :	40 cc.	
20 *septembre*.	14e injection :	50 cc.	toxine moins active.
12 *octobre*....	15e injection :	60 cc.	
13 *octobre*...	L'animal va très bien.		

Il a reçu, en somme, en 3 mois et demi, 209 cent. cubes de toxine. Il a présenté, après la 2e injection, quelques contractures localisées au train postérieur et, spécialement, à la patte injectée. Ces contractures ont cédé au bout de 4 ou 5 jours. Depuis, il n'a jamais présenté de symptômes anormaux. La température rectale, prise très régulièrement matin et soir, s'est maintenue constamment entre 39° 5 et 40°, exactement comme pendant les jours qui ont précédé la 1re injection. On note, comme seuls accidents de cette courbe, un léger abaissement, à 38° 8, deux jours après la 1re injection, et deux brusques élévations à 42° et 41°, sans cause connue, les 23 et 27 septembre. En somme, la courbe de température ne présente aucune corrélation avec celle des injections.

Essais successifs du pouvoir agglutinant du sang :

1° 25 *juin*, avant la 1re injection.
2° 6 *juillet*, après la 2e injection.
3° 22 *juillet*, après la 5e injection.
4° 4 *octobre*, après la 14e injection.
L'immunisation sera ultérieurement continuée.

Ce lapin étant destiné à être immunisé d'une façon très complète n'a donc pas été saigné et le pouvoir immunisant de son sang doit, à l'heure actuelle, être plutôt inférieur à celui du sérum du lapin précédent. Quoiqu'il en soit, voici les expériences faites avec son sang :

Expérience 90. — *25 juin 1898*. — Sang puisé à l'oreille du lapin II, avant toute injection. Culture de bacilles L, dans le vide, âgée de 24 heures, la même que pour les expériences 14, 16, 18, 48 et 83.

Quatre tubes : A = témoin; B = 1/5; C = 1/10; D = 1/50.

Aucune trace d'agglutination, même au microscope, à la 7e heure, dans B, C et D.

En somme : *résultat négatif*.

Expérience 91. — 6 *juillet* 1898. — Sang puisé à l'oreille du lapin II ayant reçu, en deux fois, 1/2 cc. de toxine. Expérience parallèle avec l'expérience 84. Culture de bacilles L, du 30 juin dans le vide.

Quatre tubes : A = témoin; B = 1/5; C = 1/10; D = 1/50.

Au microscope, à la 6e et à la 24e heure, on ne trouve pas d'agglutination.

En somme : *résultat négatif.*

EXPÉRIENCE 92. — 22 *juillet* 1898. —. Sang de la veine de l'oreille du lapin II ayant reçu 2 cc. 3/4 de toxine. Expérience parallèle à l'expérience 85. Culture de bacilles L, du 9 juillet, dans le vide, la même que pour les expériences 77 et 85.

Trois tubes : A = témoin; B = 1/5; C = 1/10.

Le microscope ne décèle aucune agglutination, même dans B, à la 24e heure.

En somme : *résultat négatif.*

EXPÉRIENCE 93. — 2 *octobre* 1898. — Sang puisé à l'oreille du lapin II ayant reçu à cette époque 209 cc. de toxine. — Culture de bacilles L, du 24 septembre, dans le vide, la même que dans les expériences 66 et 86.

Six tubes : A = témoin; B = 1/5; C = 1/10; D = 1/25; E = 1/50; F = 1/100.

Des examens successifs, faits minutieusement au microscope, jusqu'à la 24e heure, ne dénotent aucune trace d'agglutination.

En somme : *résultat négatif.*

Le sérum d'un lapin en cours d'immunisation qui a reçu, en 3 mois 1/2, plus de 200 cent. cubes de toxine, n'a donc acquis *aucun pouvoir agglutinant* additionné à la culture faite dans la proportion de 1/5.

Il résulte de toutes les expériences de ce chapitre que *le sérum de cheval fortement immunisé acquiert des propriétés agglutinantes intenses.* D'autre part, celui d'un *âne en cours d'immunisation* et déjà nettement, quoique faiblement, immunisant, n'a présenté *aucune augmentation de son pouvoir agglutinant* normal (uniquement essayé par l'action sur la culture en présence).

Enfin le sérum de *deux lapins, également en voie d'immunisation* et dont le pouvoir immunisant peut être comparé à celui de l'âne précédent, n'a montré *aucune tendance à agglutiner* les cultures faites de bacilles de Nicolaïer. L'*agglutination était légère*, encore appréciable à 1/50 et 1/100, par le procédé, plus sensible, de la culture en présence.

Il faut conclure que le pouvoir agglutinant considérable du sérum de cheval immunisant est une conséquence de la préparation de l'animal; le sérum antitétanique agglutine fortement parce qu'il provient d'un cheval immunisé.

Une question des plus importantes se pose immédiatement. Ce pouvoir agglutinant considérable du sérum antitétanique de cheval tient-il à la simple exagération du pouvoir agglutinant normal antérieur que nous avons constaté, ou bien est-ce une propriété nouvellement acquise? Avec le cheval, il est impossible de se prononcer. Il faudrait, pour se faire une opinion, savoir si un sérum normalement non agglutinant le devient lorsque l'animal qui le fournit a été immunisé. C'est pour cela que nous avons tenté l'immunisation de deux lapins. Au point où nous avons poussé l'immunisation de ces deux animaux, leur sérum (essayé avant et pendant l'immunisation par le procédé de l'action de la culture faite) n'a même pas présenté de tendances à la propriété agglutinante. Il semblerait donc en résulter que la propriété agglutinative du sérum antitétanique n'apparaît que chez les animaux dont le sérum est normalement un peu agglutinant.

Mais le sérum, déjà immunisant à 0,0001, d'un des lapins a agglutiné à 1/50 et même à 1/100 *par la culture en présence*. Cette expérience semble donc démontrer que le sérum d'un animal normalement non agglutinant peut acquérir cette propriété par l'immunisation. Il faudrait simplement un procédé très sensible pour déceler cette propriété agglutinative, tant que l'immunisation n'est pas très avancée. Cela est infiniment probable. Malheureusement, nous n'avions pas essayé, au préalable, le sang de notre lapin par ce procédé. Il est vrai, d'autre part, que jamais le sang d'un lapin normal (Voir expériences 24, 25 et 26) ne nous a paru agglutiner la culture en présence.

La conclusion paraît donc être la suivante :

L'immunisation développe considérablement le pouvoir agglutinant normal du sérum de certains animaux tels que le cheval. Cette augmentation ne semble devenir manifeste que lorsque l'immunisation est assez avancée, car le sérum d'un âne fournissant un sérum déjà actif n'est pas plus agglutinant que du sérum d'âne normal.

L'immunisation semble pouvoir faire apparaître le pouvoir agglutinant dans un sérum d'animal (lapin) qui n'en possédait aucun auparavant. Ce pouvoir ne serait également manifeste qu'après une assez longue période d'immunisation. Cela paraît ressortir de nos expériences sur le sérum de lapins immunisés. A un degré déjà avancé de l'immunisation, ce sérum n'agglutinait pas la culture faite, mais commençait à agglutiner par la culture en présence.

Une réserve doit être faite, néanmoins, puisque ce procédé n'avait pas été employé auparavant pour ce même sérum ; nous savons cependant bien que le sérum de lapin normal n'agglutine par aucun procédé. Cette réserve est donc presque excessive.

Nous serons, d'ailleurs, complètement fixés sur ce point dans quelques mois, à l'aide du lapin dont nous continuons l'immunisation. Nous verrons si son sérum finira par agglutiner la culture faite, lorsque son pouvoir immunisant sera aussi élevé que celui du sérum antitétanique de cheval.

ADDENDUM

Nous nous sommes demandé (Expérience 94), si le sérum antitétanique, si agglutinant pour les cultures de bacille de Nicolaïer, aurait une action quelconque sur la toxine (culture filtrée), ainsi que cela a été vu, par exemple, pour le sang typhique sur les cultures filtrées de bacille d'Eberth. Trois tubes contenant un mélange de sérum Nocard et de toxine dans les proportions de 1/5, 1/10, 1/20, étaient absolument limpides au bout de 24 heures, à la température du laboratoire.

Nous avons alors fait un essai en maintenant le mélange à l'étuve à + 38°.

Expérience 95. — 21 *octobre* 1898. — On met à l'étuve à 38° trois tubes :

A : contient uniquement de la toxine tétanique.

B : contient un mélange de toxine et de sérum dans la proportion de 1 de sérum et 3 de toxine.

C : contient un mélange de toxine et de sérum dans la proportion de 2 de sérum et 3 de toxine.

A la 20e heure, aucun des tubes ne présente ni trouble ni dépôt.

En somme : *résultat négatif.*

Le sérum antitétanique, en contact avec la toxine tétanique, même 20 heures à + 38°, n'occasionne la formation d'aucun précipité.

CHAPITRE V

Essai du pouvoir agglutinant du sang d'animaux ayant reçu des injections de sérum antitétanique.

Au point où nous en sommes de nos expériences, nos résultats se rapprochent beaucoup de ceux obtenus par J. Nicolas avec le bacille de la diphtérie. Pour le tétanos, comme pour la diphtérie, l'infection ne rend pas le sérum agglutinant, mais l'immunisation développe cette propriété ; il n'y a pas plus de séro-diagnostic du tétanos que de la diphtérie, mais le sérum antitétanique agglutine comme le sérum antidiphtérique. J. Nicolas ayant vu que le sang des diphtériques traités par les injections de sérum était doué d'un certain pouvoir agglutinant, nous avons voulu rechercher si le sérum d'animaux normaux, ayant reçu des doses plus ou moins considérables de sérum antitétanique, avait acquis la propriété agglutinante. Pour cela, nous nous sommes adressés au cobaye et à la souris, animaux dont le sérum n'est, comme on le sait, doué normalement d'aucune propriété agglutinante.

1° Voici nos expériences sur le *cobaye*.

Un cobaye de 300 grammes environ reçoit, aux dates suivantes, des injections de sérum antitétanique Nocard, liquide ou desséché, qui a servi aux expériences du chapitre précédent. Voici la date et les doses des injections :

8 *juillet* 1898 : 1/4 de cc. de sérum liquide dans la cuisse.

11 *juillet* : 1 cc., de sérum liquide, dans la cuisse.

21 *juillet* : 4 cc. de sérum desséché redissous, sous la peau du cou et dans la veine jugulaire.

Le cobaye est sacrifié le 25 *juillet*.

Voici les résultats obtenus par l'étude de son sang.

Expérience 96. — 6 *juillet* 1898. — Sang pris à l'oreille du *cobaye avant toute injection de sérum*. Culture de bacilles L, du 30 juin, dans le vide, la même que pour les expériences 15, 17, 19, 51 et 52.

3 tubes : A = témoin ; B = 1/5 ; C = 1/25.

Il n'y avait aucune différence entre les trois tubes à la 24e heure.

En somme : *résultat négatif*.

Expérience 97. — 9 *juillet*. — Sang de l'oreille du *cobaye*, 24 *heures après la première injection d'1/4 de cc*. Culture de bacilles L, du 30 juin, dans le vide.

Sept tubes : A = témoin ; B = 1/5 ; C = 1/25 ; D = 1/50 ; E = 1/100 ; F = 1/500 ; G = 1/1000.

A la vingt-quatrième heure, il n'y avait aucune trace d'agglutination, même dans B.

En somme : *résultat négatif*

Expérience 98. — 10 *juillet*. — Sang pris à l'oreille du même *cobaye*, 40 *heures après la première inoculation* (1/4 centimètre cube). Même culture que dans l'expérience précédente.

Quatre tubes : A = témoin ; B = 1/5 ; C = 1/10 ; D 1/25.

Des examens successifs, poussés jusqu'à la trente-quatrième

heure, ne montrent aucune trace d'agglutination, même dans B.

En somme : *résultat négatif.*

Expérience 99. — 12 *juillet.* — Sang pris à l'oreille du *cobaye.* 18 *heures après la seconde injection* de 1 centimètre cube de sérum. Culture de bacilles L, du 22 juin, dans le vide.

Neuf tubes : A = témoin ; B = 1/5; C = 1/10; D 1/25; E = 1/50; F = 1/100; G = 1/500; H = 1/1.000. Un autre tube (I) contient 1/40 du sérum Nocard qui a été injecté au cobaye.

En 15 minutes, le tube I est complètement agglutiné et clarifié. A la vingt-quatrième heure, il n'y a aucune trace d'agglutination, ni à l'œil ni au microscope, même dans B.

En somme : *résultat négatif.*

Expérience 100. — 15 *juillet.* — Sang de l'oreille du *cobaye, 4 jours après la seconde injection de 1 centimètre cube.* Culture de bacilles L, du 9 juillet, dans le vide.

Quatre tubes : A = témoin ; B = 1/5; C = 1/10 ; D = 1/25.

Il n'y avait pas trace d'agglutination, à la vingt-quatrième heure, dans aucun des tubes.

En somme : *résultat négatif.*

Expérience 101. — 22 *juillet.* — *Sang* de l'oreille *puisé dix-huit heures après la troisième injection* de 4 centimètres cubes dans le sang et sous la peau. Culture de bacilles L, du 9 juillet, dans le vide.

Cinq tubes : A = témoin ; B = 1/5; C = 1/10 ; D = 1/100; E = 1/500.

A la vingt-quatrième heure, il n'y avait aucune trace d'agglutination, pas même dans B, à l'œil ou au microscope.

En somme : *résultat négatif.*

Expérience 102. — 22 *juillet.* — Sang puisé dans le cœur du cobaye qu'on vient de sacrifier quatre jours après la dernière injection de sérum. Culture de bacilles L, du 12 juillet, dans le vide.

Cinq tubes : A = témoin ; B = 1/5; C = 1/10 ; D = 1/25 ; E = 1/50.

Aucune trace d'agglutination à l'œil ou au microscope à la vingt-quatrième heure.

En somme : *résultat négatif.*

Il ressort de ces expériences que l'injection de sérum antitétanique au cobaye aux doses de 1/4 de centimètre cube, 1 centimètre cube et 4 centimètres cubes, sous la peau ou dans le sang, pour un animal de 300 grammes, ne donne à son sang aucune trace de propriété agglutinante. Le sérum injecté agglutinant à 1/2000 et le sang du cobaye ayant reçu, en une seule fois, plus de 1/100 de son poids de sérum, n'agglutinant pas à 1/5, il paraît évident que, non seulement l'injection de sérum n'a pas, tout en immunisant l'animal, développé de propriétés agglutinantes, mais que la substance agglutinante injectée a été elle-même en partie détruite. Pour rendre ce résultat plus frappant nous avons continué nos expériences sur la souris, c'est-à-dire sur un animal de petit volume.

2° Expériences sur les *souris blanches*.

Expérience 103. — 12 *juillet* 1898. — Sang pris dans le cœur d'une souris de 10 grammes qui avait reçu, 18 heures auparavant, sous la peau, 1 cent. cube 1/2 du sérum Nocard, desséché et dissous, le même qui était injecté au cobaye précédent à la même date. — Culture de bacilles L, du 8 juillet, dans le vide, la même que pour l'expérience faite à la même date sur le cobaye.

Cinq tubes: A = témoin; B = 1/5; C = 1/10; D = 1/100; E = 1/500.

Aucune trace d'agglutination dans aucun des tubes, à l'œil ou au microscope, au bout de 24 heures.

En somme : *résultat négatif*.

La souris précédente ayant reçu 1/6 de son poids de sérum agglutinant à 1/2000, il faut, pour que son sang n'agglutine pas à 1/5, admettre une destruction ou une disparition considérable de la substance agglutinante.

Expérience 101. — 17 *octobre* 1898. — Sang du cœur d'une souris de 20 grammes qui avait reçu sous la peau, en trois jours (14, 15 et 16 octobre), 5 cent. cubes 3/4 de sérum de l'Institut Pasteur, agglutinant à plus de 1/1000. Culture de bacilles L, du 24 septembre, qui, quoique vieille, est composée de bacilles bien isolés.

Neuf tubes : A = témoin ; B = 1/2 ; C = 1/10 ; D = 1/25 ; E = 1/50 ; F = 1/100 ; G = 1/200 ; H = 1/300 ; I = 1/1000.

Au bout d'une heure, B, C et D présentent au microscope des amas très nets avec quelques bacilles isolés. Les autres ne présentent pas trace d'agglutination.

Ce n'est qu'à la quatrième heure et demie que E montre quelques très rares amas avec beaucoup de bacilles isolés.

A la sixième heure, quelques légères traces d'agglutination dans F.

A la vingt-quatrième heure, l'agglutination est complète dans B, C, D et E et très légère dans F. Elle est nulle dans G, H et I.

En somme : *agglutination légère ne dépassant pas 1/100 en vingt-quatre heures.*

Cette expérience met bien en relief la destruction de la substance agglutinante du sérum antitétanique par l'organisme de la souris. Le sang qui, par simple dilution, comparée au poids de l'animal, du sérum injecté, aurait dû agglutiner à plus de 1/250 (et même beaucoup plus, puisque la dilution est comparée au poids total de l'animal et non seulement à ses humeurs) a à peine agglutiné à 1/100.

Il faut donc conclure que l'immunité obtenue par injection de sérum antitétanique ne s'accompagne pas de développement du pouvoir agglutinant du sang. Bien plus, la quantité de substance agglutinante injectée est détruite, transformée ou éliminée.

CONCLUSIONS

1° Essai d'agglutination du bacille de Nicolaïer par le sérum ou le sang d'animaux normaux.

a. — Le sang ou sérum de l'homme, de la souris, du cobaye, du lapin, du chien, de la grenouille, de la poule, de la tortue, n'est pas agglutinant pour le bacille de Nicolaïer.

b. — Cependant, le sang du chien et celui de l'homme peut parfois agglutiner légèrement par le procédé de la culture en présence, s'il est additionné à très fortes doses ; il n'agglutine jamais par son addition à la culture faite.

c. — Le sang ou sérum du cheval et de l'âne agglutine toujours par les deux procédés. Cette agglutination constante, mais légère, ne s'observe que dans les mélanges supérieurs à 1/100.

2° Essai d'agglutination du bacille de Nicolaïer par le sérum ou le sang de l'homme spontanément tétanique ou des animaux rendus expérimentalement tétaniques.

En aucun cas, et par aucun des deux procédés, le sang ou le sérum des tétaniques n'a paru acquérir le pouvoir agglutinant.

On ne peut donc faire à aucune période, le sérodiagnostic du tétanos.

3° Pouvoir agglutinant du sérum des animaux immunisés contre le tétanos.

Le sérum de cheval fortement immunisé contre le tétanos (0,000001 ou au-dessus) est très agglutinant, par les deux procédés d'essai (jusqu'à 1/50000 par la culture en présence); le pouvoir agglutinant normal du cheval est devenu mille fois plus considérable.

Le sérum d'un âne en cours d'immunisation (0.0001) ne présente pas (action sur la culture faite) d'augmentation de son pouvoir agglutinant normal.

Le sérum de lapin en cours d'immunisation (0,0001) ne présente qu'un faible pouvoir agglutinant, appréciable seulement par la culture en présence.

Il en résulte que *l'immunisation peut augmenter considérablement le pouvoir agglutinant normal.* Elle semble pouvoir *développer le pouvoir agglutinant dans le sang d'un animal qui ne le présentait pas auparavant* (ce point étant encore à l'étude). Il en résulte également que l'immunisation doit être *poussée assez loin* pour augmenter ou faire apparaître le pouvoir agglutinant du sang.

4° Recherche du pouvoir agglutinant du sang d'animaux normaux ayant reçu du sérum antitétanique.

Pour que le sang d'un animal normal (cobaye, souris) acquière des propriétés agglutinantes, il faut que cet animal ait reçu des doses considérables de sérum. La substance agglutinante paraît donc, dans ces conditions, être détruite en partie, au lieu de développer un pouvoir agglutinant parallèle à l'immunisation chez l'animal injecté.

5° Essai d'agglutination de la toxine tétanique par le sérum.

La toxine tétanique, c'est-à-dire le poison soluble complètement privé d'éléments figurés, mélangée au sérum antitétanique, ne forme de dépôt ni à la température ordinaire, ni à la température de + 38°.

---

72. 152 Imp. A. Waltener. — P. Legendre et Cie, Sucr. Lyon

www.ingramcontent.com/pod-product-compliance
Ingram Content Group UK Ltd.
Pitfield, Milton Keynes, MK11 3LW, UK
UKHW020406230726
13925UKWH00003B/1274